Anita Heßmann-Kosaris

RAT BEI
WETTERFÜHLIGKEIT

Anita Heßmann-Kosaris

RAT BEI WETTERFÜHLIGKEIT

So bekämpfen Sie die Auswirkungen von Klimaschwankungen, Luftverschmutzung und Umweltgiften

CORMORAN

INHALT

GESUND UND FIT BEI JEDEM WETTER 118

SANFTE REZEPTE GEGEN WETTERFÜHLIGKEIT 144

DIE MEDIZINISCHE WETTERPROGNOSE

ANHANG

VORWORT

Verfinstert sich Ihre Stimmung, sobald dunkle Regenwolken am Himmel aufziehen? Sind Sie müde und abgespannt, wenn kein Lüftchen sich regt und die Temperaturen in Rekordhöhe klettern? Oder spielt Ihr Kreislauf verrückt, wenn plötzlich das Wetter umschlägt? Dann kann es gut sein, daß auch Sie zu den Millionen von Wetterfühligen gehören. Das muß Sie nicht beunruhigen. Denn in irgendeiner Weise hinterlassen Klima-, Wetter- und Umwelteinflüsse bei uns allen ihre Spuren. Je nach Witterung fühlen wir uns vital und lebenslustig oder schlapp und niedergeschlagen.

So mancher leidet, wenn sich der Luftdruck ändert, die Luftfeuchtigkeit steigt, die Temperaturen schwanken ...

Wer gesundheitlich bereits angegriffen ist, leidet unter dem Wetter besonders. Und bestimmte atmosphärische Konstellationen oder Umwelteinflüsse können tatsächlich krank machen: Atembeschwerden durch Ozonbelastung, Hautkrebs durch Sonnenlicht, vermehrte Sonnenallergien – das sind Schlagwörter, die in jüngster Zeit verstärkt auftauchen. Mit den steigenden Fällen von Pseudokrupp und Asthma bei Kindern, Wetterfühligkeit, Depressionen und anderen psychischen Störungen bei ungünstigen Wetterlagen und gehäuft in ganz bestimmten Jahreszeiten haben wir uns dagegen längst abgefunden.

All diese Phänomene werden vom Wetter und von Umwelteinflüssen verursacht. Das heißt, sie sind vom einzelnen nicht zu beeinflussen! Deswegen werden die Folgen – Krankheiten oder Befindlichkeitsstörungen – oft als unausweichlich angesehen. Das ist jedoch in vielen Fällen falsch. Erfreulicherweise können Sie viel tun, um mit dem Wetterstreß fertigzuwerden und Ihre volle Leistungsfähigkeit zu erhalten. Sie können naturbedingten Gesundheitsbeschwerden vorbeugen oder zumindest ihre Folgen mildern.

Mediziner schätzen, daß jeder Dritte heute auf das Wetter reagiert. Nach Umfragen von Meinungsforschern machen sogar jedem zweiten Deutschen meteorologische Reize zu schaffen. Heute warm, morgen kalt, mal Sonne, mal Regen – unter den ständigen Wetterkapriolen leiden Frauen und Männer, Kinder und Greise, Kranke und Gesunde. Sie fühlen sich unwohl, können sich nicht konzentrieren, schlafen schlecht, sind ängstlich, unruhig oder gereizt. Der Kreislauf ist irritiert, ein längst verheilter Knochenbruch, eine alte Narbe melden sich mit Schmerzen. Besonders kritisch sind Herbst, Winter und Frühjahr, wenn atlantische Luftströmungen über das Land ziehen. Viele Wetterfühlige leiden aber gar nicht so sehr an der Wetterlage an sich, sondern an dem Wetterumschwung. Das bedeutet, daß viele vom Wetter ausgelöste Beschwerden sich gerade in den Tagen vor einer Wetteränderung einstellen. Nicht umsonst gelten manche Menschen als wahre »Wetterfrösche«.

Dieses Buch zeigt Ihnen, welche Wetter-, Klima- und Umwelteinflüsse der Körper verkraften muß, welche Beschwerden am häufigsten durch Hitze und Kälte, Luftverschmutzung, Umweltgifte und weitreichende Veränderungen in der Natur wie das berühmt-berüchtigte Ozonloch hervorgerufen werden und mit welchen erprobten Rezepten Sie sich dagegen wappnen können. Vorbeugung gegen wetter- oder umweltbedingte körperliche und psychische Probleme, Abhärtung des Körpers und Naturmedizin, Wasseranwendungen nach Pfarrer Kneipp, Wickel und Packungen, Heilpflanzentees und -bäder, Entspannungsübungen und eine natürliche Vollwerternährung stehen hier im Vordergrund.

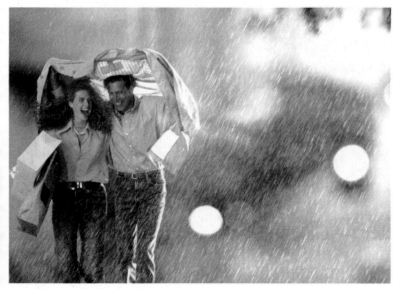

Nicht jeder fühlt sich bei einer widrigen Witterung wohl. Bei jedem zweiten Deutschen lösen meteorologische Reize gesundheitliche Beschwerden aus.

DIE KRAFT VON SONNE, WIND UND REGEN

Medizinmeteorologen sind zu der Überzeugung ge-
langt, daß nicht ein einziger biotroper, das heißt auf
das Leben einwirkender Faktor für die Wetterfühlig-
keit verantwortlich ist, sondern daß die unterschied-
lichen Wetterelemente zusammenarbeiten. Für dieses
komplexe Kräftespiel wurde der Begriff »Akkord-
wirkung« geprägt.
Wärme, Kälte, Luftfeuchtigkeit, Luftdruck, ultraviolet-
te Strahlen, Schwebeteilchen und Schadstoffe in der
Luft, Ozon, Ionen und elektrische Strahlen bestimmen
die gute Laune bei Sonnenschein, die Mißmutigkeit bei
Regen und Nebel und die Schmerzen in den Tagen vor
einem Wetterumschwung. Sie alle zusammen bewirken
den Wetterstreß, der so oft die Stimmung verdirbt und
die Leistungsfähigkeit mindert.

Sechs Wetterlagen bestimmen das psychische und körperliche Hoch

Um genauer vorhersagen zu können, welche Beschwerden bei welchen Wetterlagen gehäuft auftreten, haben Meteorologen den mitteleuropäischen Wetterablauf in sechs Phasen unterteilt.

1. Phase: Angenehmes Schönwetter
Die Sonne scheint, der Himmel ist wolkenlos oder nur leicht bewölkt, es ist trocken, aber eher kühl. Nachts wird es im allgemeinen ziemlich kalt. Für solch ein Wetter ist ein Hoch mit Polarluft bestimmend.

Unfallstatistiken beweisen es: Bei bestimmten Wetterlagen steigen Betriebs- und Verkehrsunfälle; die Arztpraxen und Krankenhäuser füllen sich.

Die Wetterfühligkeit ist eine Volkskrankheit

Warum können wir die täglichen Wetterveränderungen immer schlechter verarbeiten? Nach Einschätzung der Bioklimatologen hat das einen einfachen Grund: Wir verweichlichen zusehends, da wir uns mehr und mehr von der Natur abkapseln. Wir halten uns zuviel in geschlossenen Räumen auf und sind nicht mehr ausreichend abgehärtet, um die natürlichen Wetterreize zu verarbeiten, die wir dringend benötigen, um den Organismus zu stärken und in Schwung zu bleiben: Sonne, Regen, Kälte und Wärme sind notwendig für den Wärmehaushalt des Körpers, für die Steuerung des Nervensystems, des Kreislaufs, des Stoffwechsels. Selbst zur Regulation des Hormonsystems braucht der Mensch Wetterreize. Doch mit dem modernen Lebensstil meiden wir die Natur immer mehr.
Die Folge sind überempfindliche Reaktionen des Organismus auf die geringsten Wetterveränderungen. Dabei spielt neben Erbanlagen, Konstitution und Alter die natürliche und erworbene Immunabwehr eine wichtige Rolle. Auch die Ernährung, Alkohol und Nikotin, körperlicher und seelischer Streß, der Arbeits- und Leistungsrhythmus entscheiden mit, ob jemand besonders wetterfühlig ist oder nicht.

Sommerliches Hochdruckwetter regt den gesamten Organismus an. Wetterbedingte Leiden verschwinden, die gute Laune steigt.

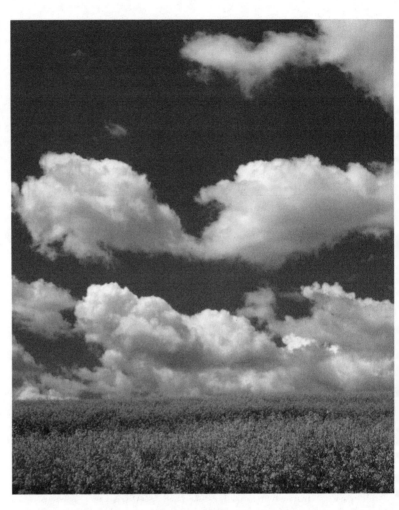

Dieses kühle, aber stabile Hochdruckwetter, bei dem sich die Luftmassen kaum bewegen, wirkt auf den Organismus erfrischend und belebend. Die Reaktionsbereitschaft und der Blutdruck sind leicht gesteigert.

2. Phase: Gesteigertes Schönwetter

Das Hoch bewegt sich allmählich weiter. Es bleibt klar und trocken, am Himmel können sich vereinzelt Schönwetterwolken zeigen. Tagsüber sind die Temperaturen angenehm warm. Es gibt leichte

Luftbewegungen, die keine Schwüle aufkommen lassen. In der Ferne nähert sich ein Tief, von dem allerdings noch nichts zu erkennen ist.

Auch dieses Hochdruckwetter, bei dem die Temperaturen nur langsam ansteigen und die Luftfeuchtigkeit zumeist abnimmt, empfinden die meisten als angenehm. Man fühlt sich außerordentlich leistungsfähig, ist arbeitsfreudig, aufmerksam und schläft gut. Bei dieser Schönwetterlage gibt es weniger Todesfälle und weniger Unfälle.

In der ersten und zweiten Wetterphase fühlt man sich am wohlsten. Das sommerliche Hoch hat einen günstigen Einfluß auf die Gesundheit. Es kann aber im Winter gefährlich werden, wenn sich nur wenige Hundert Meter über dem Boden der Hochnebel wie eine Decke ausbreitet.

Die niedrigen Schichtwolken lassen manchmal tagelang keinen einzigen Sonnenstrahl durch und führen dazu, daß sich die Luft wie unter einer Dunstglocke mit Luftschadstoffen anreichert, was vor allem in industriellen Ballungsgebieten zum Smog führen kann.

Warum der Organismus auf Wetterreize reagiert, weiß niemand. Sicher ist nur, daß viele Menschen wetterfühlig sind – gleichgültig ob die Sonne scheint oder ob es regnet.

3. Phase: Übersteigertes Schönwetter

Es ist warm und extrem trocken. Anfangs strahlt die Sonne, am Horizont ziehen aber bereits zarte Federwölkchen auf. Ein Wetterumschlag kündigt sich an. In der hohen Troposphäre, in 9000 bis 12000 Metern Höhe, rücken die Vorboten eines Tiefs näher. Der Luftdruck fällt, im Alpenvorland setzt der Föhn, ein warmer Fallwind, mit geringer Luftfeuchtigkeit ein. Die Föhnwellen ziehen in abgewandelter Form bis nach Norddeutschland.

Diese Übergangsphase kann unterschiedlich lang andauern und wird von den meisten als unangenehm warm empfunden. Sie fühlen sich unwohl, reizbar, sind verstimmt und schlafen schlecht. Viele Wetterfühlige leiden unter Kopfschmerzen, Migräne oder Herz-Kreislaufsowie Verdauungsbeschwerden. Koliken aller Art, Thrombosen, Embolien, Schlaganfälle häufen sich bei diesem übersteigerten Schönwetter. Die Konzentration läßt offenbar so stark nach, daß es vermehrt zu Unfällen kommt. Und nicht zuletzt steigt bei dieser Wetterlage auch die Selbstmordrate. »Vorfühlige« Menschen spüren bereits jetzt den bevorstehenden Wetterumschlag.

4. Phase: Aufkommender Wetterumschlag

Die Luft wird zunehmend heiß und feucht. Das Barometer fällt steil ab. Während sich das Tief mehr und mehr ausbreitet, verdichtet sich die Bewölkung zu einer geschlossenen Decke, es trübt sich ein. Dieses schwüle, drückende Wetter belastet den Organismus stark, denn er muß sich diesen Warmlufteinbrüchen besonders anpassen.

Müde, matt und abgeschlagen – die einen sind bei Wetterumbrüchen schlecht gelaunt, die anderen übermütig.

Dieses Wetter führt bei vielen dazu, daß sie sich abgeschlafft, abgespannt und lustlos fühlen. Manche reagieren – wie auch bei einer Kaltfront – übernervös und aggressiv. Kreislaufstörungen, Kopfschmerzen, niedriger Blutdruck, eine verminderte Spannung der Muskeln und des Gewebes treten gerade bei hochsommerlicher Witterung auf.

Bei heißem Wetter kommt es auch mehr als sonst zum Herzinfarkt. Doch sobald die Temperatur mehrere Tage lang extrem hoch war, pendelt sich die Zahl der Herzinfarkte wieder auf einen Mittelwert ein. Das bestätigt auch die Erfahrung vieler Wetterfühliger, die in erster Linie den Witterungsumschwung als belastend erleben.

5. Phase: Vollzogener Wetterumschlag

Ein Tief zieht über das Land, mit frischem Wind, kalter Luft, Regenschauern und manchmal auch Gewittern. Im Sommer gehen die Temperaturen zurück, die Luftfeuchtigkeit steigt. Im Winter bringt das Tief hingegen mildere Meeresluft.

Während die feuchte Luft und die bohrende Kälte von manchen Wetterfühligen noch als sehr unangenehm empfunden werden, sind andere in dieser Phase bereits beschwerdefrei.

6. Phase: Allgemeine Wetterberuhigung

Der Himmel reißt auf, der Regen läßt nach, es ist kühl und trocken, die Sonne setzt sich allmählich durch. Es wird freundlicher, das Barometer steigt. Das kann sich, besonders im Herbst, über Tage und Wochen hinziehen.

Diese Witterung, die wiederum die erste Schönwetterphase einleitet, ist eher stimmungshebend und für Wetterfühlige kaum noch belastend. Nur bei einigen sind rheumatische Schmerzen, Nieren- und Gallenkoliken möglich.

Vorbeugung im Krankheitsfall

Ein Blick auf die Bio-Wetterkarte in Zeitung, Fernsehen, Rundfunk oder die Telefonansage direkt vom Wetteramt hilft Ihnen, sich tagtäglich neu auf wechselnde Wetterlagen einzustellen.

● Bei radikalen Wetterumschwüngen sind Asthmatiker, Frischoperierte, Herz-Kreislauf-Kranke, Menschen mit Hormonstörungen, Rheumatiker und psychisch Labile besonders gefährdet. Sie sollten jetzt jede zusätzliche Anstrengung vermeiden und sich schonen. Sprechen Sie für den Notfall mit Ihrem Arzt eine mögliche Veränderung der Medikamentendosis oder sonstige Vorbeugungsmaßnahmen ab.

● Die häufigsten meteotropen Krankheiten, die durch das Wetter hervorgerufen werden, sind: Allergien, Angina pectoris, Asthma, Atemwegserkrankungen, Blinddarmentzündungen, Bluthochdruck, Bronchitis, Embolien, Epilepsie, Erkältungskrankheiten, Gallenleiden, Grippe, Herz- und Kreislauferkrankungen, Herzinfarkte, Heuschnupfen, Hexenschuß, Ischias, Krämpfe, Lungenentzündungen, Magenerkrankungen, Migräne, Multiple Sklerose, Nervenentzündungen, niedriger Blutdruck, Nierenerkrankungen, Rheuma, Scharlach, Schilddrüsenüberfunktionen, Schlaganfälle, Zuckerkrankheit. Wenn Sie an einer oder sogar mehreren dieser Krankheiten leiden, kann es sein, daß Sie auf Wetter- oder Umweltreize reagieren. Aber auch wenn eine organische Ursache für die Erkrankung festgestellt wurde, sollten Sie sich bei extremen Wetterumschwüngen vorsehen und mit einem angepaßten Lebensstil, verminderter Aktivität und eventuell notwendigen Medikamenten einem neuen Ausbruch der Beschwerden vorbeugen.

Beobachten Sie sich selbst: Reagieren Sie auf Wetterwechsel, Hitze, Kälte, Vollmond oder Ozon? Wenn Sie es wissen, können Sie sich darauf einstellen!

● Bedenken Sie: Das Wetter ist nicht die eigentliche Ursache für die Erkrankung, sondern nur der Auslöser für die Reaktion des Körpers.

SO REAGIERT DER KÖRPER

Auf jeden äußeren Einfluß – sei es ein Windhauch oder ein massiver Wetterumschwung, starke Sonneneinstrahlung und erhöhte Ozonwerte, Nebel und Smog, fliegende Pollen, elektrische Strahlen oder eine chemische Luftverschmutzung – stellt sich das vegetative, vom Willen fast ganz unabhängig arbeitende Nervensystem ein, indem es lebenserhaltende Funktionen des Organismus verändert. Solange dieser Regulationsmechanismus reibungslos funktioniert, fühlen Sie sich trotz wechselnder Wetterlagen wohl. Doch mitunter ist der Wetterstreß so strapaziös, daß der Körper nicht mehr mitkommt. Dann fühlen Sie sich unwohl und können – im schlimmsten Fall – krank werden.

Plötzlicher Wetterumschwung belastet!

Wenn die Luftmassen in Bewegung geraten, ein Tief mit wärmeren Luftmassen heranrückt und sich danach kältere Luft ausbreitet, dann gerät der Organismus aus seinem Gleichgewicht. Er muß sich rasch an die neuen Außentemperaturen anpassen und ist damit – besonders wenn er durch Krankheit oder mangelnde Abwehrkraft geschwächt ist – gelegentlich auch überfordert. Die Folge ist Wetterfühligkeit.

Fast jeder kennt einen dieser Wetterpropheten: »Ich spüre es in den Knochen!« – »Mein Rücken schmerzt, es gibt anderes Wetter!« Auf sie ist Verlaß.

Das Verblüffende: Es ist gar nicht wesentlich, daß einmal niedrigere und einmal höhere Temperaturen zu ertragen sind. Ungünstig wirken sich vielmehr die atmosphärischen Vorgänge aus, wenn die eine Luftmasse die andere verdrängt. Zwischen den beiden Luftmassen, die zum Boden einen spitzen Winkel bilden, geht es nämlich – meteorologisch gesehen – äußerst turbulent zu. Kalte und warme Luftmassen steigen in die Höhe oder sinken und wirbeln durcheinander.

Dieses Wetter fördert Beschwerden

- schnell ansteigende Temperaturen
- für die Jahreszeit zu hohe Temperaturen
- höhere Luftfeuchtigkeit als am Vortag – außer bei Föhn
- geringe Temperaturunterschiede zwischen Tag und Nacht
- zunehmende starke Bewölkung.

Dieses Wetter fördert Gesundheit

- kaum veränderte Temperaturen und gleichbleibende Luftfeuchtigkeit
- für die Jahreszeit zu kühle Temperaturen
- kühlere Temperaturen als im jahreszeitlichen Durchschnitt
- normal schwankende Temperaturen im Tagesablauf
- Sonnenschein.

Drei Typen reagieren auf das Wetter

Das Gehirn, die Empfindungs- und Bewegungs- nerven und auch die Drüsen nehmen äußere Reize auf, verarbeiten sie und stellen den Körper darauf ein.

Aus medizinmeteorologischer Sicht existieren drei Typen, die – unabhängig von körperlicher Statur, Temperament und Lebens- weise – vom Wetter beeinflußbar sind und immer wieder unter Wetterumschwüngen leiden:

● Wetterreagierende: Dazu zählen alle Menschen. Denn selbst wenn der Organismus beinahe mühelos die Wetterreize ver- kraftet, sind wetterbedingte Störungen dennoch meßbar. Der Blutdruck, die Blutgerinnung, die Blutsenkungsgeschwindig- keit und die Hormonproduktion können vom Wetter beeinflußt werden.

● Wetterfühlige: Sie nehmen die atmosphärischen Reize psy- chisch wahr und reagieren körperlich, zum Beispiel mit Mißgestimmtheit, Reizbarkeit, Konzentrationsschwäche, Mi- gräne und Kopfschmerzen; das kann bis zu Schlaflosigkeit, Herzrasen, Nervosität, Angst- und Schwindelzuständen rei- chen.

● Wetterempfindliche: Bei Ihnen reagiert der Organismus ausgesprochen stark auf die Wetterreize. Besonders Rheuma- tiker, Asthmakranke und alle mit Herz- und Kreislaufbe- schwerden leiden unter den Wetterumschwüngen. Aber auch wer zu Krämpfen, Nieren- oder Gallenkoliken neigt oder wer unter einer schweren Depression leidet, muß damit rechnen, daß eine ungünstige Wetterlage akute Beschwerden auslösen oder verstärken kann.

Besonders Wetterempfindliche spüren bereits Stunden und Tage vor dem Wetterumschwung Schmerzen in den Gliedern. Diese »Vorfühligkeit« scheint vor allem bei häufig wiederkeh- renden chronischen Krankheiten aufzutreten.

Dabei spielt auch der Luftdruckfall oder -anstieg beim Durchzug der neuen Wetterfront eine wichtige Rolle. Niedriger Luftdruck bedeutet, daß der Sauerstoffgehalt der Luft geringer ist. Dadurch fällt das Atmen schwerer. Um dem Organismus den notwendigen Sauerstoff zuzuführen, muß das Herz schwerer arbeiten. Wenn sich der Luftdruck sehr schnell ändert, bleibt keine Zeit sich anzupassen; der gesamte Organismus gerät durcheinander.

Vorfühligkeit – Die schmerzhaften Ahnungen

Wie empfindlich Wetterfühlige auf den Wetterwechsel reagieren, ist ganz verschieden. Manche spüren schon etwas, bevor sich ein Wetterumschwung überhaupt einstellt. Diese Vorfühligen leiden nicht selten an einer chronischen Krankheit. Zu den Wetterpropheten gehören viele Rheumatiker, die plötzlich von reißenden, ziehenden Schmerzen geplagt werden. Manche empfinden den Schmerz sogar in einem amputiertem Körperteil. Dieser Phantomschmerz wird durch eine Reizung der noch intakten Nervenenden im verbliebenen Körperteil ausgelöst. Das Gehirn projiziert die Empfindung auf das fehlende Glied, so daß der Betroffene dort Juckreiz oder Schmerz spürt.

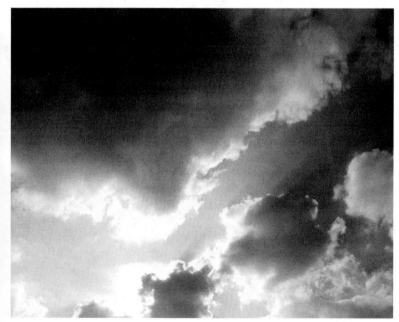

Heute heiß, morgen kalt – morgens Sonne, abends Gewitter. Nicht die Temperaturen belasten, sondern die Veränderungen erfordern Flexibilität.

Phantomschmerzen

Ganz unabhängig von persönlichen Beschwerden und der Lebenssituation sind an manchen Tagen prozentual mehr Menschen krank. Schuld ist das Wetter!

Wissenschaftler vom Max-Planck-Institut in München und dem Physiologischen Institut in Heidelberg haben entdeckt, warum manche Menschen nach einer Amputation noch schmerzhafte Empfindungen in den Gliedmaßen haben, die in Wirklichkeit nicht mehr vorhanden ist. Bisher war unklar, warum die Nervenzellen nach dem Verlust eines Körperteils trotzdem noch unangenehme Signale produzieren. Denn ein »Schmerzfühler«, der die Reize aufnehmen könnte, existiert nicht mehr.

Des Rätsels Lösung lautet: Die Nervenzellen können den Schmerz »erlernen«. Wenn schmerzleitende Nervenfasern durchtrennt oder stark beschädigt werden, aktiviert dies die sogenannten frühen Sofortgene, die innerhalb weniger Minuten die Produktion von Eiweiß veranlassen. Diese Proteine verändern die Nervenstränge so, daß sie ohne schmerzhafte äußere Einwirkung Schmerzsignale zum Gehirn weiterleiten. Die molekularen Veränderungen in den Zellen verschwinden nur sehr langsam oder überhaupt nicht.

Diese neue Entdeckung führt zu praktischen Konsequenzen, beispielsweise bei Operationen. Es muß ein Eingriff in die frühen Sofortgene vermieden werden, damit der Lernprozeß der Zellen nicht aktiviert wird. Das ist durch eine örtliche Betäubung der schmerzleitenden Fasern im Rückenmark mit Opiaten, aber nicht mit zentral wirkenden Betäubungsmitteln möglich.

Wetterstreß – Warmluft kontra Kaltluft

Mediziner haben beobachtet, daß sich Krankheitsfälle bei jähem Wetterwechsel häufen. In den Kliniken und Arztpraxen registriert man in diesen Zeiten deutlich mehr Patienten mit schlechtem Allgemeinbefinden. Entzündliche fieberhafte Infekte häufen sich. Im Winter kommt es zu mehr Grippe- und Erkältungskrankheiten, nachdem die Temperaturen plötzlich angestiegen sind. Umgekehrt führt der Einbruch polarer Kälte häufig zu Atemwegsentzündungen.

Manche reagieren eher auf den Durchzug einer Kaltwetterfront, ande-re mehr auf eine warme Front. Dabei geht es wohlgemerkt nicht um warmes oder kaltes Wetter, sondern um das jeweilige Zusammenspiel der meteorologischen Kräfte, die eine Warm- oder Kaltfront bilden: Luftdruck, Lufttemperatur, Luftfeuchte, Luftdichte und Luftströmung.

Wissenschaftler haben ausgerechnet, daß bei Durchzug einer Warm-front – wenn es in der warmen Jahreszeit aus einer dichten Wolken-decke regnet oder im Winter leichter Schnee fällt – mehr Menschen als sonst sterben, meist an Kreislaufversagen. Die Luft ist jetzt nicht mehr so gut mit Sauerstoff versetzt, die Sauerstoffversorgung des Körpers ist unzureichend, und deshalb häufen sich Herzanfälle und Herzinfarkte. Auch Schlaganfälle, Blinddarmreizungen, Thrombosen und Embolien häufen sich bei plötzlicher Lufterwärmung. Anderer-seits gibt es Wetterempfindliche, die vor dem Durchzug einer Warm-front äußerst vital und aktiv sind. Bei ihnen steigt der Blutdruck. Doch ist damit häufig eine innere Unruhe verbunden, die unangenehm emp-funden wird.

Bei Tiefdruckwetter mit Warmluft steigt die Rate der Herz-infarkte und Schlag-anfälle! Das Blut ge-rinnt zu schnell, und Venen können jetzt leichter verstopfen.

Es ist jedoch zu erwarten, daß die meisten Wetterfühligen beim Durchzug einer Kaltfront – wenn sich dicke Wolken am Himmel auf-türmen, ein stürmischer Wind bläst und es schauerartig regnet oder schneit – aktiv werden. Das hat freilich auch seine negativen Seiten: Wer bei normalem Wetter leicht aufbrausend reagiert, ist nun sehr un-ruhig, erregt und hat enorme Schlafprobleme. Gefährdet sind beson-ders Menschen mit zu hohem Blutdruck.

Etliche Beschwerden, die bei einer raschen Lufterwärmung auftreten, stellen sich auch bei plötzlich sinkenden Temperaturen ein: Herz-anfälle wie Angina pectoris, Krämpfe und Koliken, Bronchialasthma, Embolien und nicht zuletzt Glaukomanfälle.

Die meisten gesundheitlichen Beschwerden, die bei einem extremen Wetterwechsel auftreten – Kopfschmerzen, Depressionen, Herz- und Kreislaufstörungen oder auch fieberhafte Infekte – klingen spätestens dann wieder ab, wenn sich das Wetter nach dem Durchzug des Tiefs wieder beruhigt. Schließt sich ein stabiles Hoch an, das keine sonder-liche Luftbewegung und zu große Hitze mit sich bringt, geht es den Wetterfühligen am besten.

Föhn erschöpft oder putscht auf

Für bayerische Schulkinder ist er ein Grund, daheim zu bleiben. Manch Zugereister spürt ihn erst nach zehn Jahren. Doch ein Phänomen ist er für alle: der Föhn im Alpenvorland.

Mitten im November bläst plötzlich ein kräftiger warmer Wind über das Land. Die Temperaturen klettern auf frühlingshafte 20° C, die Luft ist klar, und man sieht kilometerweit: Der Föhn ist in die Alpentäler vorgedrungen. Diese warmen Fallwinde sind aber keineswegs auf das Alpenmassiv beschränkt, föhnartige Winde gibt es auch in den Mittelgebirgen. Dort blasen sie weniger kräftig. Der Föhn dauert einige Stunden bis sechs Tage; während dieser Zeit hält der warme Wind eine Tiefdruckwetterlage fern, bis sich schließlich die Kaltluft durchsetzt. Dieser warme und trockene Fallwind steht im Ruf, für körperliches und psychisches Unbehagen zu sorgen. Die Reaktionen sind unterschiedlich: Die einen fühlen sich matt, erschöpft, müde, apathisch, unkonzentriert oder deprimiert; andere sind ruhelos und reizbar, schlafen schlecht und leiden an Übelkeit, sie bekommen Atemnot, Blasen- und Darmbeschwerden, Herzklopfen, Herzschmerzen, Migräneattacken, Narben- und Stumpfschmerzen, entzündete Schleimhäute oder Sehstörungen. Bei manchen überwiegen Angstzustände und Herzrhythmusstörungen. Auch zu Schlaganfällen, Unfällen und Selbstmorden soll es bei Föhn häufiger als sonst kommen.

Neben den negativen Begleiterscheinungen bringt der Föhn für manchen aber auch einen positiven Nebeneffekt: den Föhnrausch mit euphorischer Hochstimmung und Tatendrang. Diese erfreuliche Erscheinung ist nichts weiter als eine überschießende Reaktion des Organismus, der mit aller Anstrengung versucht, den Föhnstreß zu verarbeiten – der Körper muß die Nebennieren anregen, vermehrt Adrenalin auszuschütten. Dieses Notfallhormon bewirkt bei plötzlichen, außergewöhnlichen Anforderungen, daß sich die Leistungsfähigkeit des Organismus vorübergehend steigert. Adrenalin erhöht den Blutdruck, beschleunigt den Puls, kurbelt den Stoffwechsel an und löst bei Föhn – vermutlich im Gehirn – den rauschartigen Zustand aus.

Die trockenen, warmen Winde sind in vielen Gegenden der Welt gefürchtet. Die Italiener fürchten den Schirokko, die Spanier den Leveche. Die Ägypter plagt der Chamsin, die Argentinier der Zonda. In der nordafrikanischen Wüste ist es der heiße Samum. Im Hinblick auf seine gesundheitlichen Auswirkungen hat wohl der turbulente Vent du Midi, der in Frankreich besonders in der Gegend von Lyon tobt, und sein Zwillingsbruder, der alpenländische Föhn, Mediziner und Meteorologen am meisten beschäftigt.

Kälte und Wärme verändern die Körperfunktionen

Wenn das körpereigene Abwehrsystem versucht, sich an plötzliche Kälte oder Wärme von außen anzupassen, verändern sich etliche Abläufe im Körper.

● Bei Kälte intensiviert der Körper seine Tätigkeiten: Mehr Harn wird ausgeschieden; die Drüsen, die Hormone direkt an die Blutbahn abgeben, reagieren stärker, der Zucker-, Kalzium-, Phosphat-, Natrium- und Magnesiumgehalt des Blutes steigt, der Blutdruck steigt, das Blut wird flüssiger und gerinnt schlechter, die Muskeln verkrampfen sich leichter.

● Bei Wärme wird weniger Harn ausgeschieden, die Drüsen verlangsamen ihre Produktion von Hormonen, der Blutdruck sinkt, das Blut wird dicker und gerinnt schneller, die Muskeln sind entspannter.

Zu hoher Blutdruck und Kälte

Wenn bei Kaltluft mehr Menschen als sonst Herzinfarkte oder Schlaganfälle erleiden, dann hängt das häufig mit einem stark überhöhten Blutdruck zusammen: Werte von über 140 zu 90, im höheren Alter Werte von über 160 zu 95 mmHg gelten als gefährlich. Der hohe Blutdruck belastet das Herz und verhärtet die Schlagadern. Das Risiko eines Herzinfarkts steigt um das Fünffache, die Gefahr eines Schlaganfalls ist um das Vierfache erhöht. Auch das Risiko einer Herzmuskelschwäche ist bei hohem Blutdruck sechsmal größer als bei normalem Blutdruck.

Biologen, die die zeitlichen Gesetzmäßigkeiten im Leben erforschen, sind davon überzeugt, daß das Wetter den Körper aus seinem gewohnten Rhythmus bringen kann.

Bluthochdruck ist der größte Risikofaktor für Organleiden, die durch Verkalkung der Gefäße, die Arteriosklerose, entstehen. Er macht sich oft jahrelang nicht bemerkbar; meist deuten lediglich Antriebsschwäche, rasche Ermüdung, Herzklopfen, Herzdruck oder -schmerz, Kopfschmerzen, Nervosität, Schwindel, Schwitzen und Verdauungsbeschwerden auf erhöhte Blutdruckwerte. Wenn Sie an einer dieser Beschwerden leiden, sollten Sie Ihren Arzt davon unterrichten und um eine Blutdruckmessung bitten.

Sind Sie wetterfühlig?

Wenn Sie feststellen wollen, ob Sie selbst stark wetterfühlig sind oder kaum auf das Wetter reagieren, sollten Sie sich diese Fragen stellen:

- Bin ich besonders gereizt, bevor das Wetter umschlägt?
- Bricht mir der Schweiß aus, oder bekomme ich Kreislaufprobleme, wenn der Wind aus West oder Südwest bläst?
- Bin ich bei manchem Wetter leicht traurig und verzagt?
- Fühle ich mich morgens müde und gerädert?
- Reagiere ich ein – oder zweimal in der Woche auf das Wetter?
- Geht es mir besser, wenn es draußen kühler wird?
- Habe ich bei Regen und Kälte Schmerzen in den Gelenken?
- Fällt es mir bei Hitze schwer, mich zu konzentrieren?

Falls Sie mehr als zwei Fragen mit Ja beantworten, spricht einiges dafür, daß Sie wetterfühlig sind. Treffen alle Fragen auf Sie zu, haben Sie vermutlich eine gesteigerte Reaktionsbereitschaft auf atmosphärische Umweltreize.

Wenn Sie häufiger unter Wettereinflüssen leiden, selbst wenn sie sich »nur« mit Kopfschmerzen oder Kreislaufstörungen bemerkbar machen, sollten Sie sich von einem Arzt gründlich untersuchen lassen, um sicherzugehen, daß keine ernsten organischen Ursachen vorliegen.

Zu niedriger Blutdruck und Wärme

Schlaf- und Konzentrationsstörungen sind typisch für Wetterfühlige! Kaum prallt eine Wetterfront auf die andere, schon beginnen die Beschwerden.

Bei Wärme drosselt der Körper den Blutdruck; die Folge kann eine mangelnde Versorgung wichtiger Organe sein. Den Körperzellen fehlt Sauerstoff. Jetzt fühlen Sie sich müde und erschöpft.

Langfristig niedriger Blutdruck wird im allgemeinen erst bedenklich, wenn Beschwerden wie ständige Müdigkeit, Herzklopfen, Konzentrationsschwäche oder Schwindel auftreten. Bei älteren Menschen, deren Blutgefäße durch Kalkablagerungen verhärtet und nicht mehr so elastisch sind, kann es auch zu einer lebensbedrohlichen verminderten Durchblutung des Gehirns kommen.

Wer bereits einen Herzschaden hat, leidet an niedrigem Blutdruck besonders. Das Herz bekommt durch den schwachen Blutstrom zu wenig Sauerstoff und läßt in seiner Leistung noch mehr nach. Der Blutdruck fällt weiter ab.

Daß Herz und Kreislauf bei wechselnden Wetterlagen und bei warmer Witterung belastet sind, ist nicht ungewöhnlich. Wird zudem noch die Muskelspannung reduziert, ist das bei niedrigem Blutdruck und der begleitenden Erschöpfung besonders belastend. Seien Sie also auch bei ermüdender Hitze nicht zu träge, und bleiben Sie in Bewegung.

Fühlen Sie sich schlechter bei bestimmten Temperaturen? Bei erhöhtem Luftdruck? Bei großer Luftfeuchtigkeit? Vor einem Gewitter? Beobachten Sie sich!

Führen Sie einen Beschwerdekalender

Oft ist es aufschlußreich, einen Beschwerdekalender zu führen, um einen Überblick über die Intensität der Wetterfühligkeit zu bekommen. So können Sie Ihre persönlichen Beschwerden genau erfassen und erfahren, bei welchem Wetter oder bei welchen Wetterveränderungen Ihr Körper reagiert.

● Notieren Sie deshalb Ihr körperliches oder seelisches Unbehagen und das jeweilige Wetter an dem betreffenden Tag in einem Kalender. Tragen Sie auch Mißempfindungen ein, wenn das Wetter umschlägt. Denn gerade ein Wetterumschwung und die damit verbundenen Turbulenzen in der Atmosphäre setzen Wetterfühligen besonders zu.

● Anhand Ihrer Notizen können Sie mit Hilfe eines Arztes Klarheit darüber bekommen, ob sich das Wetter auf Ihre Gesundheit auswirkt und wie Sie die lästigen Beschwerden verringern oder vielleicht sogar vermeiden können.

● Wenn Sie herausgefunden haben, daß Sie zu den Wettergeplagten gehören, wird es Sie möglicherweise beruhigen zu wissen, daß Ihre Beschwerden aufgrund einer bestimmten Wetterlage auftreten. Wer die Botschaften seines Körpers versteht, kann sich darauf einstellen, indem er Anstrengungen umgeht, Tabletten entsprechend dosiert, notwendige Diäten einhält oder Reisen in Gebiete mit ungünstiger Witterung vermeidet.

Das Blut verändert sich bei Hitze

Ein Erwachsener hat ständig 5 bis 6 Liter Blut in seinen Adern, das sich je nach Wetterlage verändert.

Unter dem Einfluß von Hitze gerinnt das Blut schneller, es entstehen leichter Thrombosen und Embolien. Bei Thrombosen bildet sich ein Blutpfropf, ein Thrombus, der in dem Blutgefäß hängenbleibt und sich mit Schmerzen bemerkbar macht. Punktförmige oder flächenhafte Blutungen oder Schwellungen können die Folge sein. Ein Thrombus ist gefährlich, da er mit dem Blutstrom weiterwandern, an einer engen Stelle steckenbleiben und das Blutgefäß so verstopfen kann. Ein solcher Verschluß, Embolie genannt, führt zu einem Absterben des Gewebes und einem Infarkt. Falls die Herzkranzgefäße betroffen sind, bekommt das Herz nicht mehr ausreichend Nährstoffe. Es kommt zum Herzinfarkt.

Lebensgefährlich sind auch Embolien der Lunge oder der Hirnarterien. Ist die Blutzufuhr zum Gehirn unterbrochen, setzt schlagartig die Funktion des betroffenen Gehirnabschnitts aus. Nach solch einem Schlaganfall können erhebliche Seh- oder Sprachstörungen oder Lähmungen zurückbleiben. Schlaganfälle können auch tödlich sein. Unabhängig davon, ob das Gehirn oder das Herz von einem Infarkt betroffen ist und nicht mehr ausreichend mit Blut versogt wird, sofortige ärztliche Hilfe ist absolut lebensnotwendig! Herzinfarkte und Schlaganfälle sind besonders häufig bei Tiefdruckwetter, vor allem wenn Warmluft hinzukommt.

Typische Beschwerden bei Wetterfühligkeit

- Kopfschmerzen und Migräne
- Benommenheit und Konzentrationsschwäche
- Müdigkeit und Abgespanntheit
- Unlust und Apathie
- Nervosität und Gereiztheit
- innere Unruhe
- unbestimmte Angstgefühle
- Niedergeschlagenheit und Traurigkeit

Wetterfühligkeit ist keine Krankheit

Bekannt ist, daß das Wetter auf den Organismus einwirkt, aber trotz aller medizinischen und meteorologischen Forschungen weiß man bis heute nicht warum. Fest steht lediglich: Dem Wettereinfluß kann sich niemand entziehen.

Doch vom Wetter allein wird niemand krank! Das Wetter löst die Beschwerden lediglich aus oder verstärkt sie. Die Reaktionen sind Warnreflexe, mit denen der Körper zeigt, daß er Probleme hat, sich den veränderten Wetterverhältnissen anzupassen.

Solange der Körper gesund ist, verläuft dieser Anpassungsprozeß so unmerklich, daß Sie – vor allem wenn die Wetterreize mild ausfallen – nichts davon merken. Lediglich bei extremen Temperaturen spüren Sie deutlich, wie der Körper gefordert ist: Bei brütender Hitze bricht Schweiß aus, bei klirrender Kälte klappern die Zähne. Doch das sind ganz normale Erscheinungen, die signalisieren, daß sich der Körper, der den Wetterstreß gewohnt ist, auf die wechselnden atmosphärischen Einflüsse einstellt.

Gleichgültig wie kalt oder heiß es ist, ein gesunder Körper hält die Temperatur von 36 bis 37° C. Kein Wunder, daß er bei starken Wetterumschwüngen geschwächt ist!

Erst wenn die natürliche Reaktionsbereitschaft herabgesetzt ist, weil Sie geschwächt oder krank sind, macht sich der Wetterumschwung mit allgemeinen Mißempfindungen oder Schmerzen an bereits vorgeschädigten Organen bemerkbar.

Gefahren bei Gewitter

Wenn ein Gewitter aufzieht, sind besonders viele positive Ionen in der Luft – 1000 bis 2000 pro Kubikzentimeter. Sie entstehen durch die Reibung der verschiedenen Luftschichten, die statische Elektrizität auslösen. Sie kann sich als Blitz entladen, wenn die Luft feucht ist. Ist sie trocken, bleibt die elektrische Ladung in der Luft und bereitet vermutlich jedem Dritten Gesundheitsprobleme. Typisch sind Kopfschmerzen, schlechter Schlaf, Unruhe, Niedergeschlagenheit und Antriebsschwäche. Manche leiden unter Schwindel, Atemnot und Übelkeit, andere verspüren Herzbeklemmungen.

Am empfindlichsten reagieren offenbar die Atmungsorgane. Kaum sind die positiven Ionen mit der Atemluft in die Bronchien gelangt, lähmen sie die Flimmerhärchen, die dann eingeatmete Schadstoffe nicht mehr in ausreichendem Maß hinausbefördern können. Infektionskrankheiten sind die Folge.

In jeder Sekunde laden rund um die Erde etwa 30 Blitze die Luft auf. Sie verändern ständig die elektrischen Felder der Erdatmosphäre.

Heftige Gewitter – aber auch Zigarettenrauch – führen aufgrund der erhöhten Anzahl positiver Ionen in der Luft im Körper zu einer vermehrten Ausschüttung von Serotonin. Dieser körpereigene Wirkstoff kommt im Gewebe vor, insbesondere in den Blutplättchen, der Schleimhaut des Verdauungstrakts und dem Gehirn. Die Blutplättchen setzen zum Beispiel Serotonin an blutenden Wunden frei, damit es dort die kleinen Blutgefäße verengt und den Blutverlust verringert. Im Verdauungstrakt verhindert es, daß Magensäfte abgesondert werden, und es regt die glatte Muskulatur an der Darmwand an. Im Gehirn funktioniert Serotonin als chemischer Trägerstoff (Neurotransmitter) und ist damit beschäftigt, die Nervenreize weiterzugeben.

Man nimmt an, daß Serotonin auch daran beteiligt ist, bestimmte Bewußtseins- und Gemütszustände zu steuern. Ist zuviel Serotonin im Blut, kann das unter anderem Migräne, Herzklopfen und Streßsymptome auslösen. Stimmungsänderungen und Gemütsschwankungen sind daher vor und während eines Gewitters eine ganz verständliche Reaktion.

Das Wetter hat so manches in der Hand

Auf lebenswichtige körperliche Funktionen haben das Wetter und die vielen Wetterumschwünge einen direkten Einfluß:

Anzahl der roten und weißen Blutkörperchen, roter Blutfarbstoff, Blutsenkungsgeschwindigkeit, Blutdruck, Blutvolumen, Eiweißgehalt des Blutwassers, Gehirndurchblutung, Gewebedurchlässigkeit, Herzschlagfolge, Hormonausschüttung, Immunabwehr, Körpertemperatur, Leistungsfähigkeit von Leber und Niere, Muskelspannung und vieles mehr.

Kosmische Strahlen beeinflussen den Menschen

Seit einigen Jahrzehnten existiert innerhalb der biometeorologischen Medizin ein Zweig, der sich eingehend mit den Einflüssen des Weltalls auf die Gesundheit beschäftigt. Diese »kosmische Medizin« beschäftigt sich mit den Menschen auf der Erde, denn den Ereignissen im Weltraum werden einige Wirkungen auf die Gesundheit nachgesagt: Bei großer Sonnenaktivität nimmt die Widerstandskraft des menschlichen Körpers ab, und es verändern sich sämtliche Bestandteile des Blutes. Schon Anfang dieses Jahrhunderts hatten französische Ärzte beobachtet, daß es ihren Patienten gesundheitlich schlechter ging und daß es doppelt so viele plötzliche Todesfälle gab, wenn die von Zeit zu Zeit auftretenden dunklen Stellen auf der Sonnenoberfläche, sogenannte »Sonnenflecken«, erschienen.

So unabhängig sich der moderne Mensch von vielen natürlichen Gegebenheiten gemacht hat – der Macht von Sonne und Mond kann er sich nicht entziehen!

Die Ansteckungsfähigkeit von Mikroorganismen wie Viren, Bakterien und Pilzen steht mit den Sonnenausbrüchen in Beziehung. Trifft diese gesteigerte Kraft der Krankheitserreger auf eine geschwächte Widerstandskraft des Menschen, finden die Keime geradezu ideale Bedingungen vor, um sich zu vermehren. Dieses Wissen könnten Ärzte dazu nutzen, zu Zeiten der größten Sonnentätigkeit entsprechende Vorsichtsmaßnahmen einzuleiten und gefährdete Patienten zu warnen.

Die Kosmomediziner haben vermehrte Herzinfarkte während einer gesteigerten Aktivität der Sonne beobachtet – somit kann die Sonne die Blutgefäße des Körpers beeinflussen. Bei entsprechend Veranlagten können sich dann Blutgerinnsel bilden, die womöglich die Kranzader des Herzens verstopfen und so den Infarkt auslösen. Auch Herz-Kreislauf-Zwischenfälle wurden häufiger registriert. Die Sonnenstürme bringen offenbar auch Lungenkranke in Gefahr: In Tuberkulosesanatorien haben Ärzte beobachtet, daß an solchen Tagen mehr Kranke als sonst Blutungen bekommen und auch mehr Patienten sterben.

Die Sonne strahlt auf das Nervensystem

Auf der Oberfläche der Sonne bilden sich von Zeit zu Zeit dunkle Flecken. Sie entstehen durch gewaltige magnetische Stürme, die unendlich viele Strahlenwellen und Teilchen auf die Erde schleudern. Sie verändern hier die meteorologischen und geophysikalischen Verhältnisse. Das macht sich unter anderem in erheblichen Funk-, Kompaß- und Telefonstörungen bemerkbar – und vielleicht auch durch Störungen, die die chemischen und biologischen Abläufe im menschlichen Organismus stören. Die riesigen Sonnenflecken sind über 1000° C kälter als ihre 5500° C heiße Umgebung. Sonnenflecken sind ein Zeichen dafür, daß die Sonne besonders aktiv ist. Ihre Ausbrüche verstärken den Teilchenstrom und das ultraviolette Licht. Auf der Erde macht sich das mit einem leichten Temperaturanstieg bemerkbar.

Der Mensch beherrscht die Natur, hat die Erde nach seinem Willen gestaltet, kann zum Mond fliegen und bleibt doch abhängig von seiner Umwelt.

Angenommen wird, daß die Blutzusammensetzung durch geophysikalische Faktoren beeinflußt wird, die auf das vegetative Nervensystem einwirken. Denn zu Zeiten starker Sonnenausbrüche entdeckten Ärzte, daß die Zahl der weißen Blutkörperchen bei Gesunden unnormal abnimmt; die Lymphozyten, die zur Abwehr von Infektionen lebensnotwenig gebraucht werden, vermehren sich dagegen stark. Doch nicht nur die weißen Blutkörperchen scheinen auf die kosmischen Einflüsse zu reagieren. Auch die anderen Bestandteile des Blutes weisen unregelmäßige Schwankungen auf. Das gilt als eine völlig normale Reaktion, mit der sich der gesunde Organismus auf die Außenreize einstellt.

Schon geringfügige Veränderungen im erdmagnetischen Feld, das von der Sonnenenergie beeinflußt wird, wirken sich auf das Nervensystem aus und können körperliche und psychische Reaktionen hervorrufen. Plötzlich auftretende Krämpfe bei schwangeren Frauen und Wöchnerinnen, Depressionen, Gicht- oder Rheumaanfälle, Migräneattacken und Nervenentzündungen können genauso wie erhöhte Unfälle, Gewalttaten und Selbstmordraten die Folge des Sonneneinflusses sein.

Der Mond weckt auf

Der Mond ist aufgegangen…, und viele bekommen kein mehr Auge zu. Bei anderen regt sich die Lust oder manch finsterer Trieb. Ordnungshüter, Rettungsdienste, aber auch Hebammen haben jetzt besonders viel zu tun. Viele trinken zu viel, sind streitsüchtiger als sonst, werden nervös und unberechenbar und verursachen Unfälle. Bei Mondschein passieren die merkwürdigsten Dinge – zumindest nach den Schilderungen von Mondsüchtigen. Viele Wissenschaftler halten die Reaktionen auf die Vollmondphase für reine Einbildung. Für sie bewirkt der Mond lediglich den An- und Abstieg des Meeresspiegels

Lassen Sie sich von der Sonne irritieren?

- Haben Sie schon öfter Gichtanfälle erleben müssen?
- Leiden Sie zeitweilig an Rheumaschüben?
- Treten gelegentlich Migräneanfälle ohne erklärliche Ursache auf?
- Haben Sie zu manchen Zeiten Nervenentzündungen, ohne eindeutige Verletzungen erlitten zu haben?
- Kommt es zu anfallartigen Krämpfen, die organisch nicht erklärbar sind?

Wenn Sie eine dieser Fragen mit Ja beantworten müssen, dann sollten Sie sich einmal Gedanken über einen möglichen Sonneneinfluß auf Ihre Gesundheit machen. Wenn von einem Facharzt abgeklärt worden ist, daß organische Erkrankungen auszuschließen sind, dann beobachten Sie bei der nächsten anfallartig auftretenden Erkrankung, ob sie in einen Zeitraum mit erhöhter Sonnenaktivität fällt. Die Sonnenflecken tauchen in einem Elfjahresrhythmus auf, wobei sie die ersten fünf bis sechs Jahre anwachsen und in den folgenden fünf Jahren allmählich wieder abnehmen. Je höher die Aktivität der Sonne ist, um so mehr Sonnenflecken werden sichtbar. Sie schwächen den menschlichen Organismus und stärken gleichzeitig die Angriffskraft von Viren und Bakterien. Die Folge sind vermehrte epidemieartige Krankheiten und plötzliche Anfälle.

(Ebbe und Flut). Zudem deuten neueste Forschungen darauf hin, daß der Mond – indem er den Lauf der Erde stabilisiert – chaotische Wetterwechsel verhindert. Er soll auch das erdmagnetische Feld verändern und auch die Körperfunktionen beeinflussen.

Wer als »Mondsüchtiger« zu nächtlicher Stunde im Dämmerzustand zwischen Schlafen und Wachen umherwandelt, braucht sich keine Sorgen zu machen. Manche Kinder und Jugendliche sind regelmäßig davon betroffen und hören meist nach dem 15. Lebensjahr wieder damit auf. Erwachsene hingegen sollen extremer Streß und unbewältigte

Etliche Methoden zur Wettervorhersage beruhen auf der Annahme, daß sich das Wetter bei Vollmond oder Neumond ändert.

Der Mond bestimmt nicht nur Ebbe und Flut. Manche Menschen scheint er auch zu wecken: Sie geistern als Mondsüchtige durch die Nacht.

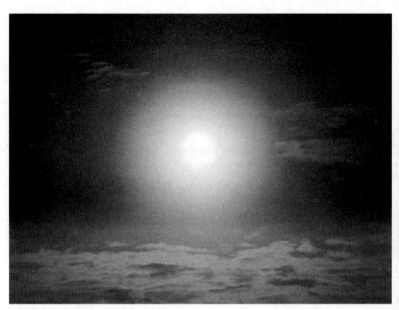

emotionale Krisen aus dem Bett treiben. Schlafforscher haben festgestellt, daß sich beim »Mondsüchtigen« außergewöhnliche elektrische Entladungen der Gehirnwellen ereignen. Obwohl das Bewußtsein völlig ausgeschaltet ist, laufen koordinierte Bewegungen ab. Doch auch diese Experten können nicht erklären, warum die meisten Schlafwandler bei Vollmond umherirren. Die junge Wissenschaft der Chronobiologie hat zur Wirkung des Mondes auf den Menschen eine einleuchtende Annahme: Der Mensch besitzt in seinem tiefsten Inneren monatliche Rhythmen, die sich vor Jahrmillionen als Reaktion auf die zyklischen Änderungen der Anziehungskraft des Mondes auf die Erde entwickelt haben. Diese inneren Rhythmen verlaufen höchstwahrscheinlich mit der Anziehungskraft des Mondes – und in geringerem Maß mit den Veränderungen des Lichts – parallel.

Alle Jahre wieder: Saisonkrankheiten

Im Frühling leiden viele unter bleierner Müdigkeit, im Sommer plagen lästige Allergien, im Herbst ringen nicht wenige nach Luft und im Winter klagen mehr als sonst über Husten, Schnupfen, Heiserkeit.

Zu bestimmten Jahreszeiten, so haben Ärzte seit langem beobachtet, treten gesundheitliche Störungen und Krankheiten weit häufiger auf als zu anderen Zeiten. Dafür gibt es eine einleuchtende Erklärung: Wenn Sie zu bestimmten Zeiten gesundheitlich anfälliger sind, hat das mit ungewöhnlichen Wetterlagen zu tun, die die biologischen Rhythmen, die sich nach dem Jahresverlauf, nach Licht und Dunkelheit, Wärme und Kälte richten, irritieren.

Gerade im Frühling und Herbst setzt das Wetter vielen zu, denn dann lösen sich sommerliche und winterliche Temperaturen oft übergangslos ab. Kopfschmerzen, Nervosität, Müdigkeit, Muskel- und Gelenkschmerzen, Leberentzündungen, Herz-Kreislaufstörungen sind die Folge. Aber auch die Unfälle nehmen zu: Im Frühling und Herbst verunglücken weit mehr – zu Hause, in den Betrieben oder auf der Straße – als zu anderen Zeiten.

Wenn die Frühjahrsmüdigkeit nahtlos in den Winterschlaf übergeht, dann hat man die Verantwortung für die eigene Trägheit abgegeben.

Alles zu seiner Zeit

Mit dem Ablauf der Jahreszeiten kommt es auch im Körper zu einigen Veränderungen:

● Die Kopf- und Körperhaare wachsen im Sommer fast doppelt so rasch wie im Winter. In der warmen Jahreszeit schlägt das Herz schneller, die Lungen und Muskeln sind leistungsfähiger, die Haut produziert mehr Fett. Auch der Säuregrad des Blutes paßt sich an: Im April ist er am niedrigsten, im Sommer am höchsten. Das Blut gerinnt im Sommer schneller und erreicht jetzt die größte Senkungsgeschwindigkeit.

● Die Schilddrüse arbeitet im Herbst nur schwach, im Winter fast gar nicht; im Frühling ist sie am aktivsten. Außerdem scheidet der Körper im Frühjahr vermehrt Kalium aus, was darauf schließen läßt, daß die Nebennierenproduktion in dieser Zeit aktiver ist.

● Im Winter steigt der Blutdruck an, das Gehirn wird besser durchblutet, und der Gehalt an Hämoglobin, dem Farbstoff der roten Blutkörperchen, ist am höchsten, ebenso der Säuregehalt im Magen.

Krank, weil die Sonne fehlt

Schon Ende des 18. Jahrhunderts war der Naturwissenschaftler Alexander von Humboldt davon überzeugt, daß die Stimmung der Menschen vom Wetter abhängt.

Bei den jahreszeitlichen Beschwerden spielen neben der Temperatur, der Luftbeschaffenheit und den Windverhältnissen das sichtbare Licht und die ultravioletten Strahlen eine wichtige Rolle. Im Winterhalbjahr kommt es durch die verminderten ultravioletten Strahlen zu einer Schwächung der körpereigenen Abwehrkraft. Viren, Bakterien und andere Krankheitserreger können jetzt leichter den Organismus befallen. Erschwerend kommt hinzu, daß bei manchen Wetterlagen besonders viele Krankheitserreger in der Luft umherschwirren und daß sie bei der geringen Luftfeuchtigkeit im Winter leichter und tiefer in die Atemwege eindringen können, denn die Schleimhäute sind jetzt trockener. Deshalb sind im Winter Infektionserkrankungen wie Bronchitis, Lungenentzündung und grippale Infekte häufiger. Eine klassische Winterkrankheit, die durch den Mangel an ultravioletter Strahlung hervorgerufen werden kann, ist Rachitis, bei der sich die Knochen verformen. Sie entsteht, wenn der Körper zuwenig Sonnenlicht bekommt, um genügend Vitamin D in der Haut zu bilden; das aber ist für den Aufbau der Knochen wichtig.

Erheblich gefährdet sind bei Regen, Schnee und eisigem Wind auch alle Patienten mit Herzleiden und Gefäßerkrankungen, Muskelschwäche und Atembeschwerden. Gerade der kranke Organismus ist der aggressiven kalten Jahreszeit oft nicht mehr gewachsen: Im Winter sterben die meisten Menschen, vor allem Säuglinge und Greise. Auch eine verminderte Fruchtbarkeit in den Monaten November bis März löst die kalte, dunkle Jahreszeit aus.

Gemütserkrankung – ein Winterschlaf?

Manche Menschen geraten ohne erkennbaren Grund in ein Stimmungstief, sobald die Tage kürzer und die Nächte länger werden. Sie sind antriebslos, reizbar, schlafen schlecht, sind niedergeschlagen und sehen alles in einem finsteren Licht. Meist überfallen sie diese düsteren Gefühle im Dezember, und sie beginnen erst zu weichen, wenn der Frühling mit sonnigen, heiteren Tagen kommt.

Diese jahreszeitlich bedingte Gemütserkrankung ist eine Art Depression. Frauen scheinen anfälliger dafür zu sein als Männer. Manchmal treten bereits in der Kindheit die ersten Anzeichen auf: übergroßes Schlafbedürfnis am Tag, zunehmender Appetit, insbesondere auf stärkehaltige Speisen wie Salate, Gemüse, Kartoffeln, Brot und Honig mit viel Kohlenhydraten, aber wenig Eiweiß und Fett. Viele lernen diese Gemütserkrankung jedoch erst ab dem dritten Lebensjahrzehnt kennen. Am schlimmsten scheinen all jene betroffen zu sein, die in einer wolken- und nebelreichen Gegend wohnen.

Als Ursache für die gedämpfte Stimmung wird Lichtmangel angenommen. Nach einem neurochemischen Erklärungsmodell hängt das mit dem Hormon Serotonin zusammen. Das Sonnenlicht regt die Produktion dieses stimmungsaufhellenden Hormons an. Chronobiologen gehen davon aus, daß das Licht als Regulator auf den Biorhythmus einwirkt. Dabei ist Melatonin wichtig. Diese Hormon wird von der Zirbeldrüse nur bei Dunkelheit ausgeschüttet; es erreicht während der dunklen Wintermonate seine jahreszeitliche Höchstmenge. Da Melatonin maßgeblich an der Regulierung der inneren Zeitstruktur beteiligt ist, gehen Chronobiologen davon aus, daß Melatonin bei Menschen eine Art Winterschlaf auslöst, der zur zeitweisen Gemütserkrankung führt.

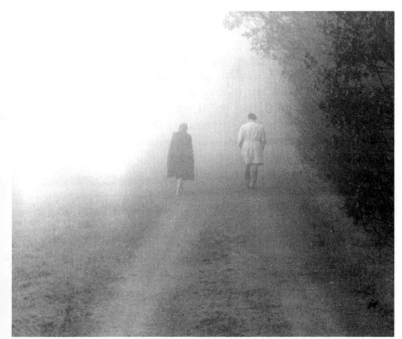

Regen, Nebel, Schneematsch und dunkle Tage drücken schnell auf das Gemüt. Lassen Sie sich vom schlechten Wetter nicht abschrecken. Gehen Sie jeden Tag mindestens 15 Minuten spazieren.

Bei Kälte und Feuchtigkeit verspannen sich leicht die Muskeln, und kaum einer fühlt sich mehr wohl.

Ist der Winter eine gefährliche Jahreszeit für Sie?

- Haben Sie wiederholt Atembeschwerden?
- Leiden Sie an einer Bronchitis, oder sind Sie lungenkrank?
- Neigen Sie – vielleicht auch als Reaktion auf Streß – zu Erkältungskrankheiten und grippalen Infekten?
- Ist ihre Abwehrkraft vermindert – möglicherweise durch aktuelle oder gerade geheilte Krankheiten oder Überforderung?
- Sind Sie von einer Muskelschwäche betroffen?
- Haben Sie eine Gefäßerkrankung?
- Macht Ihnen eine Herzerkrankung zu schaffen?
- Sind Sie bereits im Seniorenalter?
- Neigen Sie zu plötzlichen Verstimmungen, leichten Depressionen, oder sind Sie gelegentlich apathisch?

Wenn Sie eine oder mehrere dieser Fragen mit Ja beantwortet haben, dann sollten Sie Ihre Gesundheit im Winter ganz besonders genau beobachten. Möglicherweise könnte die sonnen- und lichtarme Jahreszeit Ihre Beschwerden fördern. Bewegen Sie sich deshalb so oft es geht an der frischen Luft, und erwägen Sie eine längere Reise in sonnige Gegenden.

Hilfe bei winterlichen Depressionen

- Gehen Sie bei jedem Wetter mindestens 15 Minuten nach draußen, auch wenn die Sonne nicht scheint. Ihre Seele freut sich über das Tageslicht.
- Setzen Sie keine allzu dunkle Sonnenbrille auf, nur so kann genügend Sonnenlicht über die Nervenbahnen der Augen zur Zirbeldrüse gelangen, um die Produktion von Melatonin zu drosseln, jenem schlaffördernden Hormon, das apathisch und depressiv macht.

● Überkommt Sie das winterliche Tief jedes Jahr aufs neue? Dann kann eine Reise in sonnige Gefilde Abhilfe schaffen. Am besten, Sie gönnen sich zwei, drei Wochen Urlaub in Licht und Sonne.

● Richten Sie Ihren Arbeits- oder Ruheplatz möglichst nahe am Fenster ein, damit Sie tagsüber viel natürliche Helligkeit bekommen.

● Ein verblüffend erfolgreiches Rezept ist die von Psychotherapeuten eingesetzte Lichttherapie. Die Stimmung hellt sich wieder auf, wenn Sie sich jeden Tag zwei Stunden vor eine Milchglasscheibe setzen, die eine Lichtstärke von rund 2500 Lux hat. Das künstliche weiße Licht ist fünfmal so hell wie die normale Raumbeleuchtung. Es ähnelt mit seiner Wellenlänge von 400 bis 800 Nanometer dem Sonnenlicht, ist aber ultraviolettfrei.

● Falls Sie eine regelrechte Winterdepression vermuten, sollten Sie sich nicht davor scheuen, mit einem Arzt zu sprechen und sich nach den Möglichkeiten einer intensiven Lichttherapie zu erkundigen.

● Bei leichten Gemütsverstimmungen können Sie die Lichttherapie selbst versuchen: Rüsten Sie Ihre Lampen um – möglichst auch am Arbeitsplatz. Tauschen Sie die normalen Glühlampen gegen fluoreszierende Vollspektrumlampen (Fachhandel) aus, die das natürliche Licht imitieren.

● Bei Niedergeschlagenheit hilft auch Akupressur: Den Leberpunkt im rechten Oberbauch finden Sie im Abschnitt »Depressiv und bedrückt« (Seite 145). Zwei andere, leicht zu findende Punkte liegen neben den Nägeln der beiden Mittelfinger, auf der daumenzugewandten Seite. Klopfen Sie einige Male ziemlich fest auf diese Stelle.

● Denken Sie daran, Ihrem Körper genügend Vitamine und Mineralien zuzuführen. Im Winter steckt oft ein Mangel an Magnesium und Vitamin B6 hinter der bedrückten Stimmung. Magnesium nehmen Sie mit Fleisch, Vollgetreide, Bierhefe, Weizenkeimen, Nüssen, Bananen, Kartoffeln und grünen Blattgemüsen zu sich. Die besten natürlichen Quellen für Pyridoxin sind alle grünen Pflanzen, Leber, Geflügel, Kohl, Milch, Eier, Rindfleisch, Hülsenfrüchte.

● Trinken Sie öfter eine Tasse Johanniskrauttee. Oder nehmen Sie täglich 20 bis 30 Tropfen Johanniskrauttinktur oder Kapseln ein. Johanniskraut hat nachweislich antidepressive Eigenschaften. Sie kommen zwar nicht sofort zum Tragen, aber nach zwei bis drei Wochen haben sie meist die finsteren Gedanken vertrieben. Doch Vorsicht: Johanniskraut macht lichtempfindlich! Vermeiden Sie in dieser Zeit direktes Sonnenlicht.

Lenken Sie sich bei schlechtem Winterwetter ab. Verwöhnen Sie sich, erinnern Sie sich an ein altes Hobby, oder treffen Sie sich mit lieben Freunden.

● Bei schlechtem Wetter können gelb-orange Blumen die Stimmung aufhellen. Die fröhlichen Farbtupfer wirken wie ein Sonnenstrahl, erklären Psychologen. Die Farbe Gelb beflügelt zudem den Tatendrang und fördert die Kontaktfreude.

Rätselhafte Frühjahrsmüdigkeit

Kaum werden die Tage länger und die ersten warmen Sonnenstrahlen werden fühlbar, setzt das große Gähnen ein. Anstelle von Lebensfreude und Tatendrang entwickelt so mancher triste Gefühle, viele sind niedergeschlagen, müde und lustlos.

Das Frühjahr fordert den ganzen Körper: Kalte und warme Luftmassen steigen in die Höhe, sinken oder wirbeln durch einander.

Wenn die Außentemperatur steigt, muß der Organismus unzählige Blutgefäße in der Haut weiten, damit mehr Blut zur Kühlung an die Oberfläche fließen kann. Um die äußeren Blutgefäße zu füllen, braucht der Körper mehr Blut. Das kann er nur bekommen, indem er den Organen und dem Körperinneren das Blut abzapft. Damit das Zellgleichgewicht wiederhergestellt wird, bildet er anschließend neue rote Blutkörperchen, die für den Sauerstofftransport im Organismus zuständig sind. Bis davon genügend produziert sind, fließt »dünnes Blut« in den Adern. Die einschläfernde Stimmung im Frühjahr entsteht also durch einen verringerten Sauerstofftransport im Blut.

Chronobiologen sehen es etwas anders: Der Organismus versucht im Frühjahr, sich den Schlaf-Wach-Rhythmen anzupassen, die nach den archaischen Gesetzen der Natur im Winter lange Schlafphasen und im Sommer kurze vorsehen. Da der heutige Lebens- und Arbeitsrhythmus jedoch die Jahreszeiten weitgehend unberücksichtigt läßt, ist der natürliche Rhythmus gestört. Dadurch kommt es vorübergehend zu einem Schlafdezifit, an das sich der Organismus im Frühling anpaßt.

Die Müdigkeit ist aber keineswegs das einzige Phänomen des Frühlings. Die sehnlich erwartete Jahreszeit ist aus psychologischer Sicht eine Zeit der dramatischen Spannung. Jetzt sind Selbstmorde am häufigsten, was nicht nicht heißen soll, daß der Frühling an sich den Gedanken an Selbstmord erweckt. Doch die Umwälzungen im Organismus, die eine gewisse Unruhe hervorrufen, treiben die Verzweifelten dazu, ihr langgehegtes Vorhaben in die Tat umzusetzen. Schlanke wählen eher den Frühlingsanfang, Wohlbeleibte eher die ersten Sommermonate als Tatzeit.

In psychiatrischen Praxen und Krankenhäusern ist der Frühling bekannt für gehäufte psychische Störungen, besonders bei jüngeren Patienten. Und amerikanische Wissenschaftler haben in einer großangelegten Studie eine alte Vorstellung widerlegt: Der Lenz ist keineswegs die Zeit der Lust und Liebe! Wenn draußen die Knospen sprießen, fällt die sexuelle Aktivität auf den Tiefpunkt. Das Frühjahr, so stellte sich bei der Analyse von Geburtsterminen heraus, ist die fortpflanzungsfeindlichste Zeit. Dafür spricht auch die Beobachtung, das die Ausschüttung des männlichen Hormons Testosteron im Frühjahr niedrig ist, während des Sommers langsam zunimmt und bis zum Herbst ihren Höhepunkt erreicht.

Niedriger Luftdruck bedeutet weniger Sauerstoff. Das Atmen fällt schwerer, das Herz muß mehr leisten, und Müdigkeit kommt auf.

Ist das Frühjahr eine gefährliche Jahreszeit für Sie?

● Machen Sie die ersten Sonnenstrahlen nach einem langen Winter eher müde als munter?

● Sind Sie jedes Jahr aufs neue zwischen März und Mai lustlos und apathisch?

● Neigen Sie bei schönem frühlingshaften Wetter zu einer bedrückten Stimmung und depressiven Anwandlungen?

Wenn Sie eine dieser Fragen mit Ja beantworten, sollten Sie im Frühjahr auf Ihre Gesundheit und ihre psychische Verfassung achten. Belasten sie sich nicht zusätzlich; der Körper muß in dieser Jahreszeit genug leisten, um sich an das veränderte Wetter und die längeren Tage zu gewöhnen.

Hilfe bei Frühjahrsmüdigkeit

● Frühjahrsmüdigkeit läßt sich am einfachsten überwinden, indem Sie viel Sauerstoff und Sonne tanken. Gehen Sie viel spazieren, fahren Sie Rad, oder treiben Sie ein bißchen Gymnastik. Ganz gleich auf welche Weise Ihnen das Fitneßtraining von Herz, Kreislauf und Mus-

Sensible Naturen sollten sich bei radikalen Wetterveränderungen besonders vorsehen. Begegnen Sie den naturgegebenen Anforderungen mit einem ausgeglichenen Lebensstil.

keln am meisten Freude macht: Die Hauptsache ist, Sie bewegen sich an der frischen Frühlingsluft. Das mobilisiert den Kreislauf und steigert das Wohlbefinden.

● Mit wechselwarmen Duschen, kalten Arm- oder Fußbädern am frühen Morgen oder auch Bädern mit Rosmarin-, Fichtennadel- oder Baldrianextrakt verjagen Sie die Frühjahrsmüdigkeit.

● Pfefferminzmilch macht im Nu munter: Gießen Sie kochende Milch auf getrocknete Pfefferminzblätter, und trinken Sie sie nach fünf Minuten Ziehen in kleinen Schlucken. Die Gerbstoffe und mentholhaltigen, ätherischen Öle der Pfefferminze wirken kreislauffördernd, die B-Vitamine der Milch stärken die Nerven.

● Auch Gelee royale, der Futtersaft der Bienenkönigin, hilft die Frühjahrsmüdigkeit schneller zu besiegen. Die nahrhafte Bienenkost enthält hochwertiges Eiweiß, Traubenzucker, Rohrzucker, Aminosäuren, Fette, Vitamine – besonders der B-Gruppe –, Mineralstoffe und Hormone. Gelee royale gibt es als Trinkampullen zu kaufen (Apotheke und Reformhaus).

● Ein kräftigendes homöopathisches Tonikum ist Damiana Pentarkan. Es enthält Damiana D1, Ginseng D1, Muira puama D1, Acidum phosphoricum D2, Ambra D3.

● Vollwertkost, Obst, Gemüse, frisch gepreßte Säfte sollten das ganze Jahr über auf der Speisekarte stehen. Falls es im Winter dennoch einen Mangel gegeben hat: Starten Sie in den Frühling mit abwechslungsreicher Kost, damit Ihr Körper mögliche Vitamin- und Mineralstofflücken füllen kann. Essen Sie viel Zitrusfrüchte, Kiwis sowie Kohl – insbesondere Grünkohl – und Vollkornprodukte; diese Nahrungsmittel sind reich an Vitamin A, C und E. Außerdem braucht der Körper Folsäure, Niacin, das Provitamin Betakarotin sowie Magnesium, Eisen, Selen, Kupfer und Zink.

● Wenn Sie ganz sicher gehen wollen, daß Ihr Körper schnell alle essentiellen Vitamine und Mineralien erhält, unterstützen Sie ihn durch Vitamintabletten mit zusätzlichen Mineralien oder durch Tropfen (Apotheke).

● Dieser Vitaminschub weckt die Lebensgeister: Machen Sie naturvergorenes Sauerkraut mit Joghurt an, dazu kommen 1 bis 2 Gramm Vitamin C (Ascorbinsäure-Pulver) plus 50 bis 100 Milligramm L-Cystein (schwefelsäurehaltige Aminosäure, Apotheke), außerdem 1 bis 2 Gramm Folsäure, 250 Milligramm Magnesium und 400 Milligramm Vitamin E.

LEBEN IN DER LUFT
VON HEUTE

Wir haben uns die Welt nach unseren Bedürfnissen und Wünschen eingerichtet und damit die Natur und die Luft ganz erheblich verändert.

Ursprüngliche Natur und reine, unbelastete Luft sind Luxusgüter geworden, die es nur noch an ganz wenigen Orten gibt. Die Alltagswelt der meisten ist heute belastet von unzähligen Schadstoffen, die unsichtbar in der Luft herumschwirren, von elektrischen und elektromagnetischen Strahlen, Ozon, Radon und anderen Giften. Die Wohnungen stecken voller Chemie: Die Möbel, Teppiche, Gardinen und anderen Einrichtungsgegenstände mögen uns gefallen, doch gesund leben läßt es sich mit ihnen fast nie. Chemisch hergestellte Kunstfasern, Lacke und Lösungsmittel machen krank. Und selbst die natürlichen Pilzsporen, Hausstaubmilben und Blütenpollen belasten die Luft und können Krankheiten hervorrufen. Da ist es wichtig, die Gefahrenherde zu kennen und rechtzeitig möglichen Erkrankungen vorzubeugen.

Reagieren Sie auf Umweltreize?

Gefährliche UV-Strahlen, Ozon, Smog, elektrische Strahlen – das sind Schlagwörter, die Angst einflößen. Doch Sie können lernen, mit diesen Phänomenen gesund zu leben.

Ob Sie auf starke Sonneneinstrahlung oder Ozon, Luftverschmutzung oder Smog, Pollen, Pilze oder Hausstaubmilben, Gase in der Luft oder unsichtbare Strahlen körperlich oder auch psychisch reagieren, können Sie selbst herausfinden, wenn Sie Ihre Beschwerden – insbesondere die chronischen, unter denen Sie seit Jahren leiden – gründlich betrachten und nach den Ursachen forschen.

● Hat Ihr Arzt für Ihre Beschwerden keine eindeutige organische Ursache feststellen können?

● Leiden Sie nicht an nachweisbaren Krankheiten, die die Schmerzen oder sonstigen Beschwerden hervorrufen?

● Stellen sich Ihre Probleme stets zu bestimmten Tageszeiten ein?

● Sind die Beschwerden jahreszeitlich bedingt?

● Haben Sie einzelne gesundheitliche oder psychische Probleme nur in ganz bestimmten Gegenden?

● Leiden Sie nur während der Arbeit an einzelnen Beschwerden wie Kopfschmerzen, brennenden Augen, Atmungsschwierigkeiten oder ähnlichem?

● Stellen sich die Beschwerden häufig ein, wenn Sie längere Zeit im Freien waren?

Wenn Sie auch nur eine dieser Fragen mit Ja beantworten müssen, ist eine Reaktion auf Umweltreize nicht mehr auszuschließen. Finden Sie mit Hilfe der folgenden Kapitel dieses Buches heraus, auf welche Umweltbelastung und auf welche Schadstoffe in der Luft Sie reagieren, beugen Sie gezielt der Belastung vor, und reinigen Sie unbedingt Ihre Wohnung und den eigenen Arbeitsplatz von Chemie, Schadstoffen und Wohngiften. Ihre Gesundheit wird es Ihnen danken!

Sonnenschein und Sonnenstrahlen

Die wärmende Kraft der Sonne spürt jeder gern auf der Haut. Sie mobilisiert die körpereigenen Abwehrkräfte und aktiviert den Stoffwechsel in den Zellen. Unter dem Einfluß der Sonnenstrahlen steigt der Sauerstoffgehalt im Blut, das Herz schlägt kräftiger und schneller, die Atmung vertieft sich. Der Magen wird besser durchblutet, und die Nervenspannkraft nimmt zu. Die Sonne sorgt für einen ausgeglichenen Hormonhaushalt, weckt die Lebensgeister, hellt die Stimmung auf und steigert nicht zuletzt die Lust auf Liebe. Außerdem hilft die Sonne der Haut, Vitamin D zu bilden, das Knochen und Psyche stärkt. Sie bekämpft Bakterien und hilft, daß offene Wunden schneller heilen. Sie läßt Rheuma- und Gichtgeplagte ihr schmerzhaftes Leiden für eine Weile vergessen und lindert unangenehme Hauterkrankungen wie Schuppenflechte, Akne und Ekzeme. Aber die Sonne kann noch mehr: Sie aktiviert das Zwischenhirn zu einer ausreichenden Endorphinausschüttung. Endorphine wirken morphiumähnlich, sie können Schmerzen lindern und ein euphorisches Glücksgefühl auslösen.

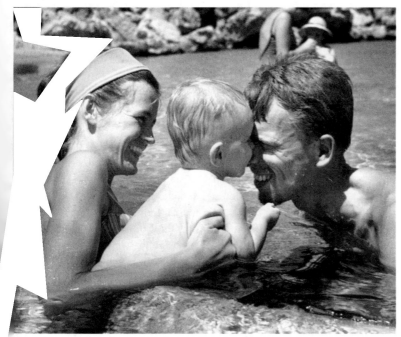

Die Sonne regt den Körper an! Wärme entspannt, und das helle Sommerlicht läßt die Welt schöner erscheinen.

Sonnenstrahlen helfen bei Atembeschwerden, Bluterkrankungen, Hautproblemen, Nervosität und beugen der gefürchteten Rachitis, einem Vitamin D-Mangel, vor.

Nutzen Sie die Kraft der Sonne!

- Haben Sie Atmungsprobleme, und können Sie nur schwer tief durchatmen?
- Infizieren Sie sich häufiger durch Bakterien?
- Leiden Sie an einer Hauterkrankung, zum Beispiel an Akne oder Ekzemen?
- Plagen Sie sich mit Gichtanfällen?
- Sind Sie rheumakrank?
- Machen Ihnen Magenbeschwerden Sorgen, oder schlägt Ihnen alles gleich auf den Magen?
- Haben Sie gerade eine offene Wunde?
- Schmerzt Sie eine Verletzung, oder leiden Sie an Nervenschmerzen?
- Reagieren Sie leicht nervös, und sind Sie häufiger unausgeglichen?
- Fühlen Sie sich manchmal lustlos oder depressiv?
- Vermissen Sie die Lust auf Sexualität?
- Haben Sie Vitamin-D-Mangel? Diese Frage gilt ganz besonders für Kinder, die leicht an Rachitis erkranken können!

Wenn Sie eine oder sogar mehrere dieser Fragen mit Ja beantworten müssen, dann sollten Sie sich so oft und so lange es geht, in die Sonne begeben. Aber achten Sie in den Sommermonaten, im Winter in den Bergen und ganz besonders in den Tropen darauf, daß die Sonne nicht direkt auf die Haut brennt und Sie keinen Sonnenbrand bekommen; dann schadet die Sonne. Bei starker Sonneneinstrahlung im Schatten und bei schwachem Sonnenlicht im Freien ohne Schutz aktiviert die Sonne die Körperenergie und hilft bei den erwähnten Krankheiten und Beschwerden.

Die Sonne wirft Schatten

Wer sich zu häufig und zu lange in der Sonne aufhält, riskiert – abgesehen von einem lebensgefährlichen Sonnenstich – einen Sonnenbrand, bei dem sich die Haut erst rot färbt, Bläschen bildet und sich dann schält. Die Oberhautzellen sind empfindlich geschädigt worden. Die Folge des Sonnenbrands ist eine mangelnde Elastizität der Haut, fehlende Feuchtigkeit und frühe Falten. Die Haut wird runzelig, trokken und ledern, Pigmentflecke sprießen. Und die süßen Sommersprossen von einst werden heute argwöhnisch auf mögliche Anzeichen von Hautkrebs hin untersucht. 20 von 100 000 Menschen erkranken allein in Deutschland jährlich an Hautkrebs. Auch Krebserkrankungen an der Lippe oder der Speicheldrüse können durch die UV-Strahlen ausgelöst werden.

Heute leidet jeder fünfte Deutsche an Sonnenallergie. Starkes Sonnenlicht kann die Augen angreifen, die Bindehaut reizen, die Hornhaut und die gesamte Augenoberfläche schmerzhaft schädigen – und nicht zuletzt auch die Augenlinse trüben (Grauer Star). Die ultraviolette Strahlung kann das körpereigene Abwehrsystem blockieren, dann haben Krankheitserreger wie Herpesviren ein leichtes Spiel. Auch andere Infektionskrankheiten, wie die Immunschwäche AIDS, können durch die negative Wirkung der Sonne auf das Abwehrsystem zunehmen.

Die Haut wehrt sich

Gebräunte oder braune Haut galt lange als Schönheitsideal, doch sie ist nichts anderes als eine Abwehrreaktion gegen zuviel Sonnenenergie: In der Basalzellschicht, einer tieferen Hautschicht, sitzen die Melanozyten, Zellen, die den schwarzen Farbstoff Melanin produzieren. Diese braunen Pigmente gelangen in die darüberliegende Hautschicht und legen sich um den Kern der Hautzellen, die sie so vor den UV-Strahlen schützen. Das ist zwar eine sinnvolle Schutzreaktion der Haut, doch bei Hellhäutigen ist das weder gesund noch natürlich. Als weitere Abwehrmaßnahme verdickt die äußere Hornschicht der Haut. Ein bis zwei Wochen nach dem Sonnenbad bildet sich eine Lichtschwiele, die das Licht reflektiert und abschwächt. Nach drei Wochen ist die Schwiele viermal so dick wie vor der Bräunung. Auch der Schweiß, den die Haut bei Hitze absondert, wehrt Sonnenstrahlen ab.

In Zukunft wird der blasse Typ wieder gefragt sein. Gebräunte Haut birgt ein Gesundheitsrisiko mit Namen Hautkrebs!

45

Dennoch reicht die natürliche Abwehr oft nicht aus, um die gefährlichen UV-Strahlen zu bekämpfen. Denn die Bräune stellt sich erst nach drei Tagen ein. Solange ist die Haut nahezu schutzlos den Strahlen ausgesetzt. Und die Strahlen greifen das genetische Material der Haut an. Die beschädigten Zellen bedeuten eine Schwächung der Immunabwehr. Jetzt können sich Bakterien, Viren und Pilze ungehindert im Körper ausbreiten, denn die Haut ist nicht mehr in der Lage, sie abzuwehren.

Bedenken Sie, daß Gesicht, Hals, Hände und oft auch Arme und Beine im Sommer immer der Sonne ausgesetzt sind! Verwenden Sie also nicht nur beim Sonnenbad die notwendige Creme.

Stellen Sie Ihren Hauttyp fest!

- Typ 1 hat sehr helle Haut mit Sommersprossen, die Brustwarzen sind hell, die Haare rötlich und die Augen blau. Dieser keltische Typ bekommt sehr leicht Sonnenbrand, selbst im Schatten. Er braucht einen hohen Sonnenschutzfaktor, weil seine Eigenschutzzeit bestenfalls 5 bis 10 Minuten reicht.

- Typ 2 hat helle Haut, mäßig pigmentierte Brustwarzen, blonde bis rötliche Haare, blaue, grüne oder hellbraune Augen. Die Eigenschutzzeit beträgt 10 bis 20 Minuten.

- Typ 3 hat helle bis hellbraune Haut, gut pigmentierte Brustwarzen, dunkelblonde Haare, graue oder braune Augen. Typ 3 ist zwar stets gut gebräunt, die Haut ist zuvor jedoch gerötet. Die Eigenschutzzeit beträgt 20 bis 30 Minuten.

- Typ 4 hat hellbraune Haut, dunkel pigmentierte Brustwarzen, dunkelbraune Haare und dunkelbraune Haut. Typ 4 kann sich völlig problemlos bräunen, ohne einen Sonnenbrand zu befürchten. Die Eigenschutzzeit beträgt etwa 40 Minuten.

Um die individuelle Bräunungszeit zu errechnen, multiplizieren Sie die Eigenschutzzeit mit dem jeweiligen Lichtschutzfaktor Ihrer Sonnencreme. Falls Sie dem Hauttyp 1 angehören, könnten Sie bei Faktor 15 maximal 150 Minuten, als Hauttyp 4 dagegen 10 Stunden in der Sonne liegen.

Kinder und Sonnenschutz

Die Eigenschutzzeiten für die verschiedenen Hauttypen gelten nicht für die empfindliche Haut der kleinen Sonnenanbeter. Um Kinder vor den gefährlichen Strahlen zu schützen, sind besondere Vorkehrungen erforderlich:

- Säuglinge unter sechs Monaten, deren zarte Haut noch keine Sonnenschutzmittel verträgt, müssen ganz im Schatten bleiben. Um das für Knochen und Zähne wichtige Vitamin D zu bilden, reichen dem kleinen Körper pro Woche zwei Stunden bekleidet im Schatten völlig aus.
- Vormittags und nachmittags sollten Kinder sich nur mit Hut, sonnendichtem Hemd, einer guten Sonnenbrille, Hosen sowie Schuhen, die den Fußrücken abdecken, in der Sonne aufhalten.
- Sonnencreme sollte für Kinder nicht parfümiert sein und mindestens Schutzfaktor 15 haben.
- Zwischen 11 und 15 Uhr, wenn die Sonnenstrahlen am kräftigsten sind, sollten Kinder möglichst überhaupt nicht in die Sonne gehen.
- Schützen Sie Ihren Nachwuchs auch vor indirekten Sonnenstrahlen, die durch Fenster oder dünne Bekleidung dringen.

Je jünger die Haut, um so empfindlicher ist sie. Zwar sollten die Kleinen nicht ins Schwitzen kommen, doch Hut, Mützchen und Hemdchen sind notwendig.

Der richtige Lichtschutzfaktor

Je heller die Haut, desto höher muß der Lichtschutzfaktor des Sonnenschutzmittels sein. Er wird nach einer DIN-Norm festgelegt. Der errechnete Durchschnittswert gibt allerdings nur eine grobe Orientierung, weil weder Wasser, Sand, Wind, Wolken noch Schweiß und andere individuelle Gegebenheiten berücksichtigt werden können. Hinzu kommt, daß auch Produkte auf dem Markt sind, bei denen ein anderer Maßstab angelegt wurde: Ein amerikanischer Sonnenschutzfaktor 14 bietet nur den halben Schutz des deutschen Faktors 14. Außerdem bezieht sich der Sonnenschutzfaktor allein auf den Schutz vor den energiereichen UVB-Strahlen. Die meisten Produkte enthalten aber auch noch einen Filterschutz vor den gefährlichen UVA- Strahlen, und einige schützen sogar vor Infrarotlicht.

Probieren Sie selbst aus, mit welchen Sonnencremes oder -gels Sie am besten geschützt sind, und wechseln Sie sofort das Produkt, wenn Hautreizungen oder allergische Reaktionen ausgelöst werden.

Neuerdings gibt es Lichtschutzmittel, die anstelle chemischer Filter physikalische Sonnenstrahlenblocker einsetzen. Diese mineralischen Mikropigmentfilter bestehen aus fein zermahlenem Titandioxid, Zink- oder Eisenoxid, die UVA- und UVB-Strahlen erst gar nicht an die Haut lassen. Doch auch sie sind nicht unumstritten, weil sie möglicherweise die Schweißdrüsen verstopfen können. Außerdem produzieren einzelne Mikropigmente unter UV-Licht einen reaktionsfähigen Sauerstoff, der die Hautoberfläche schädigen kann.

Gesundes Bräunen nach der Uhr

Gehen Sie nach der Uhrzeit in die Sonne, und legen Sie alle sportlichen Aktivitäten auf die frühen Morgen- oder die späteren Nachmittagsstunden.

6 – 9 Uhr	In den frühen Morgenstunden enthält das Sonnenlicht viele Infrarotstrahlen, die wärmen und hautfreundlich sind. Jetzt ist die Zeit günstig für Sport und Spiele.
9 – 11 Uhr	Jetzt sind kurze Sonnenbäder angesagt! Die UVA-Strahlen bräunen, ohne der Haut zu schaden.
11 – 15 Uhr	Jetzt steht die Sonne an ihrem höchsten Punkt, und Sie sollten sich vor direkter Sonnenbestrahlung schützen. Die gefährlichen UVB-Strahlen haben jetzt ihren höchsten Anteil am Licht und verbrennen die Haut.
15 – 18 Uhr	Die ideale Zeit für ein zweites Sonnenbad ist gekommen. Jetzt sind Sport und Spiele im Freien ungefährlich.

Tips vor dem Sonnenbad!

● Werfen Sie einen Blick auf Ihre Brustwarzen, bevor Sie Sonnenschutzmittel kaufen. Der Farbton verrät Ihnen, ob ein niedriger oder hoher Lichtschutzfaktor richtig ist: Je heller die Brustwarzen, desto sonnenempfindlicher die Haut.

Wenn Sie viel schwimmen oder Wassersport treiben, ist eine wasserfeste Sonnencreme sinnvoll!

● Wählen Sie eine Sonnencreme mit hohem Lichtfilter, wenn Sie längere Zeit nicht in der Sonne waren, und gewöhnen Sie Ihre Haut nach und nach an einen geringeren Lichtschutzfaktor.

● Tragen Sie das Sonnenschutzmittel auf die trockene Haut auf – eine halbe Stunde vor dem Sonnenbad, falls das Mittel einen chemischen Sonnenschutzfilter enthält. Er braucht im Gegensatz zu den Mikropigmenten ein bißchen Zeit, um seine Wirkung zu entfalten.

● Schützen Sie Ihre Lippen mit einem hohen Lichtschutzfaktor, denn sie bilden – anders als die Haut – keine natürlichen Schutzpigmente, werden also nicht braun und sind weniger widerstandsfähig.

● Verwenden Sie in der Sonne keine Kosmetika, Deodorants und Parfüms. Es könnten sich Hautpigmente irreparabel verfärben.

● Falls Sie zur »Mallorca-Akne« neigen, wählen Sie ein Sonnenschutzmittel, das frei von Fettstoffen oder Emulgatoren ist. Es könnte sonst zu unerwünschten Hautreaktionen kommen. Auch Sonnenemulsionen, die sich in dick und dünn trennen, sollten Sie nicht verwenden.

● Wie intensiv Sie die Sonnenstrahlen spüren, hängt von Ihnen ab: Stehen Sie aufrecht, liegen Sie, oder sitzen Sie mit leicht geneigtem Oberkörper? Die höchste Intensität hat die senkrechte Strahlung, trifft sie dagegen schräg auf die Haut, vermindert sich ihre Kraft.

● Ziehen Sie sich in den Schatten zurück, wenn Sie im Freien den Sonnenstrahlen ganz entgehen wollen.

● Denken Sie daran, daß bestimmte Arzneimittel die Lichtempfindlichkeit der Haut erhöhen und Allergien auslösen. Erkundigen Sie sich vor dem Sommer rechtzeitig bei Ihrem Arzt.

● Das Vorbräunen der Haut in Solarien ist umstritten. Denn es ist keineswegs erwiesen, daß die künstliche Sonne weniger schädlich ist als die natürliche. In den meisten Geräten sind die UVB-Strahlen zwar reduziert, dafür ist die UVA-Strahlung aber erhöht. Die langfristigen Folgen sind überhaupt noch nicht abzusehen. Da nur UVB-Strahlen den Eigenschutz der Haut aktivieren können, bietet die künstliche UVA-Bräune keinerlei Schutz. Abgesehen davon gibt es kein UV-Licht, das die Haut bräunt, ohne sie zu verändern – selbst die künstliche Bestrahlung auf der Sonnenbank birgt ein Krebsrisiko.

Parfums und Eaux de toilette können bei Sonne Flecken auf der Haut verursachen. Verzichten Sie tagsüber auf die Duftwässerchen.

● Bereiten Sie sich auf die Urlaubszeit vor, indem Sie bereits ein Vierteljahr vorher regelmäßig den pflanzlichen Farbstoff Beta-Karotin (wenigstens 25 Milligramm täglich) einnehmen. Dieser Stoff, aus dem der Körper Vitamin A herstellt, hilft den Zellen, Schäden zu reparieren, die die reaktionsfreudigen Sauerstoffverbindungen, die »Freie Radikale«, bei starkem UVB-Licht im Körper anrichten.

● Auch rein pflanzliche Substanzen können die Haut vor schädlichen Sonnenstrahlen schützen, z.B. Extrakte aus Roßkastanien oder ätherische Öle aus Sesam.

● PABS (Paraaminobenzoesäure) ist ein neu entdecktes Vitamin B und hilft das Sonnenlicht abzuschirmen. Es kann als Salbe vor Sonnenbrand schützen und den Schmerz bei Verbrennungen lindern.

Sonnenschein und Medikamente

Nicht jede Pille wirkt bei Sonnenschein, wie sie soll. Manche Wirkstoffe können eine Photodermatose auslösen, bei der sich die Haut rötet, juckt und sogar Blasen wirft. Sobald Sie erste Anzeichen bemerken, müssen Sie jede direkte Sonnenbestrahlung meiden. Kalte Umschläge lindern den Schmerz bei leichten Rötungen; wenn sich bereits Blasen auf der Haut bilden, kann der Arzt helfen.

Diese Arzneistoffe können eine Sonnenallergie auslösen:

● Antibiotika wie Tetrazyklin, Oxytetrazyklin, Doxyzyklin, Minozyklin.

● Sulfonamide gegen bakterielle Entzündungen wie Cotrimoxazol, Hydrochlorothaizid und Glibenclamid (gegen Zuckerkrankheit).

● Rheumamittel wie Carprofen, Benoxaprofen, Piroxicam und Diclofenac.

● Gyrasehemmer gegen Durchfall und Harnwegsinfektionen: Ofloxycin, Enoxacin, Cinoxacin, Ciprofloxazin.

● Psychopharmaka wie Promethazin, Perazin, Imipramin, Maprotilin und Amitriptylin.

Tips zum Sonnenbad!

● Wenn Sie viel schwimmen, brauchen Sie einen wasserfesten Sonnenschutz, weil die UV-Strahlen durch das Wasser dringen. In einem Meter Tiefe erreichen Sie noch mehr als die Hälfte der UVB-Strahlen und über 70 Prozent der UVA-Strahlen.

● Vorsicht nach dem Baden: Wassertropfen wirken wie kleine Brenngläser und fördern den Sonnenbrand. Deshalb müssen Sie die Haut gut abtrocknen und erneut mit Sonnenschutzmittel eincremen.

● Lassen Sie sich nicht blenden: Auch die Augen müssen vor dem grellen Sonnenlicht geschützt werden. Denn die Zellen an Linse und Netzhaut reagieren sehr empfindlich auf direkte Sonneneinstrahlung. Bei längerer Einwirkung der UV-Strahlen können bleibende Sehschäden entstehen.

● Die ideale Sonnenbrille ist braungelb getönt, weil nur dieser Farbton die besonders energiereichen schädlichen Lichtwellenlängen zurückhalten kann. Sie hat einen Breitbandfilter, der UV-Strahlen zu 100 Prozent zurückhält und eine Tönung, die in Mitteleuropa zwischen 50 und 75 Prozent liegen sollte.

● Schützen Sie Ihren Kopf mit einem leichten Sonnenhut, der luftdurchlässig ist, damit darunter kein Hitzestau entsteht.

● Vorsicht: Auch die Kleidung hält Sonnenstrahlen nicht vollständig zurück. Trockene Baumwolle läßt noch etwa 6 Prozent des Lichts passieren, naß 20 Prozent.

● Reagiert die Haut allergisch, und bilden sich juckende und nässende Hitzepickelchen, Quaddeln oder Pusteln, gehen Sie sofort aus der Sonne! Nehmen Sie Kalziumtabletten ein. Sie lindern den Juckreiz.

● Trinken Sie viel Wasser, möglichst ohne Kohlensäure. Das unterstützt den Organismus, der Haut Feuchtigkeit zuzuführen.

● Essen Sie viel frisches Obst und Gemüse. Auch das gibt der Haut Feuchtigkeit. Außerdem enthält Rohkost wichtige Faserstoffe, Vitamine und Mineralstoffe. Meiden Sie aber alles, was Sie in der Sonne noch mehr aufheizt: starke Gewürze, heiße Gerichte und Alkohol.

● Alkohol und Sonne weiten die Blutgefäße, dadurch fließt zuviel Blut aus dem Zentrum des Körpers; eine Kreislaufschwäche könnte die Folge sein.

Schwere Gerichte sind bei Hitze genauso unpassend wie übertriebene Sportlichkeit. Trinken Sie 2 bis 3 Liter – alkoholfreie – Getränke, essen Sie viel Obst und Salat.

Bei Hitze schaltet der Körper auf Schongang. Jetzt ist die Muskelspannung vermindert, der Blutdruck gesenkt, das Blut dickflüssiger.

● Um die Abwehrkräfte gegen die schädlichen Sonnenstrahlen zu stärken, brauchen Sie viel Vitamin A (Beta-Karotin): Essen Sie Leber, Butter, Vollmilch, Käse, Eier, und trinken Sie vor allem Lebertran. Das aus pflanzlichen Karotenen gewonnene Vitamin A stammt aus allen dunkelgrünen, gelben und roten Gemüsen: Spinat, Brokkoli, Karotten, Mangold oder Kürbis und auch Aprikosen. Damit die Karoten-Moleküle in Vitamin A umgewandelt und vom Körper aufgenommen werden können, müssen die Karotten und das dunkelgrüne Gemüse mit etwas Fett gekocht oder gedünstet werden!

● Weitere »Sonnenblocker« sind Vitamin C (Zitrusfrüchte, schwarze Johannisbeeren, Kiwis, Kartoffeln) und Vitamin E (Blattgemüse, Vollkorn, Haferflocken).

● Das Spurenelement Selen unterstützt Vitamin E beim Schutz der Zellen vor äußerlichen Angriffen. Selen steckt in Knoblauch, Spargel, Sellerie, Vollkornprodukten, Thunfisch und Lachs.

● Seien Sie zurückhaltend bei Zitrusfrüchten, Feigen und eiweißhaltigen Meeresfrüchten. Sie können in Verbindung mit Sonnenstrahlen Hautirritationen hervorrufen.

● Süßstoff, der Cyclamat enthält, kann eine Lichtallergie auslösen.

Aktuelle Sonnenbrandwarnung

Demnächst wissen Sie genau, an welchen Tagen Sie einen Sonnenbrand riskieren. Seit Juni 1994 existiert ein bundesweites Meßnetz, mit dem eine genaue Beobachtung der gefährlichen ultravioletten Sonnenstrahlen möglich ist. Diese Informationen erhalten Sie mit der Wettervorschau.

Tips nach dem Sonnenbad!

● Verwöhnen und beruhigen Sie Ihre Haut nach dem Sonnenbad. Waschen Sie sich mit einer alkalifreien Seife. Ihr niedriger ph-Wert verhindert, daß die sonnensensibilisierte Haut austrocknet, schuppig und spröde wird.

● Pflegen Sie die Haut regelmäßig mit einer After-Sun-Creme, einer pflegenden Emulsion oder einem Gel.

Hilfe bei Sonnenbrand

● Erste Hilfe: Die heiße Haut sofort mit etwa 12° C kaltem Wasser über längere Zeit kühlen. Anschließend eine milde Creme auftragen und die nächsten Tage nicht mehr in die Sonne gehen, bis sich die Haut spürbar erholt hat.

● Besonders angenehm für die entzündete Haut ist ein warmes Bad mit einem Zusatz von Beinwell oder Molkepulver.

● Feuchtkalte Wadenwickel leiten die Körperhitze ab.

● Legen Sie feuchtkalte Tücher, die Sie in Essig getränkt haben, auf die heiße, schmerzende Hautregion. Anfangs brennt das vielleicht, doch Sie werden bald eine Erleichterung spüren.

● Packungen aus Leinsamenbrei, Auflagen mit Pfefferminztee, Kamillentee oder Joghurt direkt auf der angegriffenen Haut mildern die Schmerzen.

● Eine Creme mit Paraaminobenzoesäure, kurz PABS, oder mit Vitamin E heilt – mehrmals täglich auftragen.

● Natürliche Heilmittel haben sich bei der äußerlichen Behandlung von Sonnenbrand bewährt: Saft der Aloe-Blätter oder Aloe-Gel, Buttermilch, Johanniskrautöl (danach nicht in die Sonne gehen!), Ringelblumensalbe und Zitronensaft.

● Homöophatische Mittel wie Belladonna D6 können helfen, wenn das Gesicht stark gerötet ist und vor Hitze zu pulsieren scheint. Chantharis D6 sollte nach oder anstelle der Essigauflagen genommen werden. Apis D6 ist zweckmäßig, wenn die Haut rosig-glänzend geschwollen ist und stechende oder brennende Schmerzen bereitet. Die homöophatischen Mittel können bei Sonnenbrand innerlich oder äußerlich angewendet werden.

Zuviel Sonne macht krank. Es kommt zu Sonnenbrand und Hitzepickeln, oder aber auch zu den gefährlicheren Folgen wie Hitzekollaps, Hitzschlag und Sonnenstich.

● Biochemische Hausmittel helfen: Ferrum phosphoricum und Natrium muriaticum. Beide Mittel nehmen Sie als Tablette alle 10 Minuten abwechselnd ein.

● Nehmen Sie morgens und abends 1000 Milligramm Vitamin C ein, bis die Haut abgeheilt ist.

● Steigen Sie in ein kühles Bad, dem Sie Natron beigegeben haben. Sollte das nicht helfen, schlucken Sie zwei Aspirin mit viel Flüssigkeit. Danach müßten die Schmerzen und Schwellungen zurückgehen.

Vorsicht bei starkem Sonnenbrand!

Falls der Sonnenbrand sehr schlimm ist und sich bereits Blasen unter der verbrannten Haut bilden, sollten Sie unbedingt einen Arzt aufsuchen.

Vorsicht bei Muttermalen!

Das beste Mittel gegen Sonnenbrand ist die Vorbeugung! Bleiben Sie im Schatten, tragen Sie weite legere Baumwollkleidung, und vergessen Sie nie den Hut.

Kontrollieren Sie regelmäßig Ihre Muttermale, Leberflecken und ähnlich dunkle Hautflecken. Wenn ab Mitte Dreißig ein neues Muttermal auftaucht, sollten Sie es vorsichtshalber dem Hautarzt zeigen. Es könnte sich um Vorboten von Krebs handeln.

Um den gefährlichen Hautkrebs von harmlosen Leberflecken zu unterscheiden, können Sie sich an die aus den USA stammende ABCD-Regel halten:

Asymmetrie: Die Flecken sind nicht gleichmäßig rund.

Begrenzung: Die Flecken sind unregelmäßig begrenzt.

Colorit (Farbe): Die Flecken sind in sich unterschiedlich gefärbt oder sehr dunkel.

Durchmesser: Die Flecken sind größer als fünf Millimeter.

Treffen mehrere Faktoren zu, sollten Sie die verdächtige Stelle vom Hautarzt untersuchen lassen. Das gilt vor allem, wenn Leberflecken jucken, entzündlich gerötet sind oder sich plötzlich verändern.

Reizwort Ozon

Bei strahlendem Sonnenschein steigt nicht nur die gute Laune, sondern auch der Ozonwert. Wenn zuviel von dem aggressiven Reizgas in der Luft ist, kann das nicht nur Kopf- oder Halsschmerzen, brennende Augen, Reizhusten oder Müdigkeit hervorrufen – Ozon schwächt auch die körpereigene Abwehr und macht anfälliger für Infektionen aller Art. Doch Ozon bereitet noch in anderer Hinsicht Probleme: In der Stratosphäre, also 12 bis 80 Kilometer über der Erde, hat Ozon bislang einen sicheren Schutzschild gebildet, der alles Leben vor gefährlichen UV-Strahlen abschirmte und die Menschen vor Sonnenbrand, Hautkrebs und Augenschäden bewahrte. Seit einiger Zeit ist zu wenig Ozon als Schutz für die Erde in der Stratosphäre und zuviel Ozon direkt über der Erde in der wetter- und wolkenbestimmenden Troposphäre. Hier sammelt sich das Ozon vor allem zwischen Ende März und Ende September bei klarem Himmel und viel Sonnenschein. Ideale Voraussetzungen für hohe Ozonwerte bietet ein Hochdruckwetter mit Temperaturen über 22° C, geringe Windgeschwindigkeit sowie eine stabile Lufttemperaturschichtung, die verhindert, daß die Ausgangsstoffe für die Ozonbildung in höhere Luftschichten entweichen.

Kilometer über der Erde bildet Ozon eine lebenswichtige Schutzschicht gegen UV-Strahlen; doch in der Atemluft bedeutet Ozon Gefahr.

Ausgangsstoffe sind organische Gase und Dämpfe, Kohlenwasserstoffe (Mineralöl, Heizöl, verschiedene Benzinarten), Blei, Staub, Ruß und vor allem die anorganischen Gase Kohlenmonoxid, Stickstoffoxide und Schwefeloxide. Hinzu kommt, daß die UV-Strahlung durch chemische Prozesse die Luft umwandelt, dabei entsteht unter anderem Ozon. Wenn bei strahlendem Sonnenschein nachmittags der Ozongehalt ansteigt, ist das also noch völlig normal.

Seit einigen Jahren jedoch ist das Reizgas zu einem ernsten Problem geworden, da sich die Ozonbildung durch die vom Menschen freigesetzten Schadstoffe in der Luft unnatürlich beschleunigt. Ernteschäden, das Waldsterben, das Treibhausklima und ein erhöhter Zerfall der Baudenkmäler ist die Folge; auch die rasante Zunahme von Allergien (Asthma) und Atemwegserkrankungen (Bronchitis), von Schleimhautreizungen und Kreislauferkrankungen, Erbgutveränderungen und Zellentartung wie Krebs wird Ozon angelastet.

Was ist Ozon?

Ozon ist ein farbloses bis blaues Gas, je nachdem wie stark es konzentriert ist. Es hat im Gegensatz zum Sauerstoff ein drittes Sauerstoffatom. In der oberen Stratosphäre, der Ozonschicht, ist am meisten dreiatomiger Sauerstoff vorhanden. Dort bildet es sich durch intensive Sonnenstrahlung. Ozon am Boden entsteht aus Stickoxiden und Kohlenwasserstoffen – ebenfalls unter Sonneneinstrahlung.

Ozon greift sofort an!

Bereits geringe Ozonkonzentrationen greifen die Atemwege, wichtige Schutzkomponenten der Augen und Eiweißkörper im Organismus an. Die Folge sind Kopfschmerzen, ein gereizter Hals, Hustenanfälle, Druck hinter dem Brustbein, Atemnot und tränende, juckende Augen. Jeder zehnte Deutsche reagiert hypersensibel auf erhöhte Ozonwerte.

Wer sich bei erhöhten Ozonwerten (ab 160 Mikrogramm pro Kubikmeter Luft) körperlich belastet, atmet soviel Ozon ein, daß sogar das tiefere Lungengewebe gereizt wird. Denn anders als die Umweltgifte Blei oder Kohlenmonoxid, die erst den menschlichen Organismus durchwandern, ehe sie ein Organ angreifen, geht Ozon stets auf direktem Weg zum Angriff über. Es dringt in die entlegendsten Lungenverästelungen, bis in die empfindlichen Lungenbläschen vor, um dort sein zersetzendes Werk zu verrichten. Weil das Lungengewebe durch das Ozon zeitweise durchlässiger wird, verschafft es allergieauslösenden Pollen oder Schadstoffen einen leichteren Zugang zum Gewebe. Gehäufte Infektionen sind die Folge. Bei Kindern kann Ozon den größten Schaden anrichten. Da sie ein höheres Atemvolumen haben, nehmen sie viel mehr von dem farblosen Gas auf als ein Erwachsener. Bereits 140 Mikrogramm Ozon pro Kubikmeter Luft reichen bei Kindern aus, um die Lungenfunktion empfindlich zu stören.

Auf dem Land, so meint man, ist die Welt noch in Ordnung. Doch der Schein trügt. Gerade dort ist die Ozonkonzentration besonders hoch.

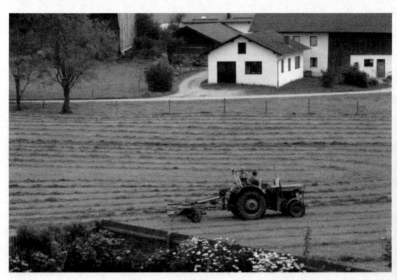

So macht sich Ozon bemerkbar

- brennende und tränende Augen
- Kopfschmerzen
- Müdigkeit
- nachlassende Leistungsfähigkeit

Bei besonders empfindlich Reagierenden:
- entzündete Nasenschleimhäute (»Sommerschnupfen«)
- gereizter und trockener Rachen
- Hustenanfälle
- verschleimte Bronchien
- Enge- und Druckgefühl in der Brust
- Schmerzen beim Einatmen
- Atemlosigkeit
- Übelkeit.

Wann wird Ozon gefährlich?

Die Weltgesundheitsorganisation legt die Gefährdungsgrenze bei einem Einstunden-Mittelwert von 150 bis 200 Mikrogramm Ozon pro Kubikmeter Luft und einem Achtstunden-Mittelwert von 100 bis 120 Mikrogramm fest. Die Umweltminister in Deutschland wollen die Bevölkerung warnen, sobald die Ozonkonzentration über 180 Mikrogramm liegt. Die Ozonbelastung der Luft steigt stetig an. In sonnenreichen Som-mern klettern die Werte auf über 300 Mikrogramm. Höchstwerte von 500 Mikrogramm sind in Europa eher selten. Doch muß auch hier mittlerweile von einer ständig vorhandenen Belastung von bis zu 100 Mikrogramm ausgegangen werden. Damit liegt der Ozonwert fünfmal so hoch wie um die Jahrhundertwende. Und die Werte steigen weiter. Seit den achtziger Jahren um 10, in manchen Städten sogar um 20 Prozent. Zugenommen hat auch die Anzahl der Tage, an denen Ozonwerte von 180 Mikrogramm pro Kubikmeter Luft gemessen wurden.

Schon jeder zehnte Bundesbürger reagiert hochsensibel auf Ozon. Das Reizgas greift die Lungenbläschen an und fördert Atemwegsinfektionen.

Sind erhöhte Ozonwerte eine Gefahr für Sie?

Ozon entwickelt sich zum sommerlichen Krankmacher Nummer 1! Es beginnt mit Augenproblemen und Husten und kann zu bleibenden Lungenschäden führen.

- Leiden Sie im Sommer oft an Atemwegserkrankungen?

- Jucken, brennen oder tränen Ihre Augen bei großer Hitze?

- Husten Sie bei hochsommerlichen Temperaturen viel, und ist der Hals gereizt?

- Haben Sie in den Sommermonaten Erkältungskrankheiten ohne den Verdacht, sich angesteckt zu haben?

- Leiden Sie an Heuschnupfen oder einer anderen Allergie, die besonders bei Hitze auftritt?

- Fühlen Sie sich bei Wärme oft müde und erschöpft?

- Wird Ihnen bei hohen Temperaturen häufig übel?

- Leben Sie in Süddeutschland, einem Mittelgebirge oder am Stadtrand beziehungsweise auf dem Land?

Wenn Sie eine oder mehrere Fragen mit Ja beantwortet haben, dann können Sie eine Ozonbelastung nicht ausschließen. Informieren Sie sich durch Tageszeitungen oder Radio und Fernsehen über die aktuellen Ozonwerte, und vermeiden Sie in Zukunft größere Anstrengungen, körperliche Betätigung im Freien und Spaziergänge am Nachmittag, wenn Ihre Beschwerden zeitlich mit erhöhten Ozonwerten zusammenfallen.

Wo konzentriert sich das Ozon?

Der Süden Deutschlands hat die stärkste Ozonbelastung des Landes. In Baden-Württemberg ist die Konzentration in der Luft doppelt so hoch wie im Norden. Dabei werden die höchsten Konzentrationen nicht – wie man meinen könnte – in den Großstädten gemessen; es sei denn, sie haben eine ungünstige Kessel- oder Tallage. Am gefährdetsten sind die Randzonen in den Grüngürteln der Städte und das Land. In den Mittelgebirgen ist die Ozonkonzentration deutlich höher als in den Städten.

Paradox ist, daß die Ozonkonzentration auf dem Land deutlich höher ist als in der Stadt. Dafür gibt es eine Erklärung: Weil in der Stadt mehr Autos fahren, gibt es dort weniger Ozon, denn die schädlichen Autoabgase erzeugen Ozon, bauen es aber teilweise auch wieder ab. Wo Abgase die Luft verpesten, sorgt ein komplizierter chemischer Prozeß dafür, daß die Sauerstoffanteile der Stickoxide sich mangels Sonnenlicht nicht mehr mit den zweiatomigen Sauerstoffmolekülen aus der Luft verbinden. Das läßt im Dunkeln die Ozonwerte wieder sinken. Auf dem freien Land hingegen, wo sich aus den Schadstoffen in der Luft ebenfalls Ozon bildet, fehlen die chemischen Reaktionspartner, die den Ozonzerfall während der Nacht bewirken. Ozon bleibt hier Ozon.

Genießen Sie bei erhöhten Ozonwerten das Leben in Ruhe. Schalten Sie innerlich auf »langsam«, meiden Sie Hektik, und sagen Sie das Tennismatch ab.

Warnsystem Ozon

Ab Juli 1995 wird in Deutschland einheitlich vor zu hohen Ozonkonzentrationen gewarnt. Nach dem Bundesimmissionsschutzgesetz sind bei überhöhten Ozonwerten »verkehrsbeschränkende Maßnahmen« bis zu Fahrverboten in Innenstädten möglich. Bei Werten über 180 Mikrogramm Ozon pro Kubikmeter Luft wird besonders empfindlichen Menschen empfohlen, körperliche Anstrengungen zu vermeiden. Bei Werten über 360 Mikrogramm richtet sich der Warndienst an die gesamte Bevölkerung des betreffenden Gebiets. Sportveranstaltungen sollen dann zum Beispiel abgesagt werden.

So beugen Sie Gefahren bei erhöhten Ozonwerten vor

● Halten Sie sich zwischen 11 und 17 Uhr möglichst wenig in der Sonne auf. Reduzieren Sie in dieser Zeit auch Ihr Abhärtungsprogramm gegen den Wetterstreß. Unternehmen Sie nur kurze Spaziergänge.

● Auf gesunde Bewegung müssen Sie nicht verzichten. Seien Sie aber nur in den frühen Morgenstunden aktiv, solange die Ozonkonzentration 120 Mikrogramm pro Kubikmeter Luft nicht überschritten hat.

So schützen Sie sich vor Ozon

Meiden Sie – wenn es geht – die ozonbelasteten Stadtränder und das Land. Die verkehrsreichen Städte sind bei Ozonalarm weniger betroffen!

Um rechtzeitig zu verhindern, daß der Körper zuviel Ozon aufnimmt, müssen Sie die Prognosen über zu erwartende Ozonkonzentrationen oder die aktuellen Meßwerte für Ihre Region kennen. Deshalb sollten Sie sich zunächst informieren:

● Verfolgen Sie die Wetterberichte in Hörfunk und Fernsehen.

● Bei den Wetterämtern können Sie über einen telefonischen Ansagedienst rund um die Uhr aktuelle Ozonwerte und die Vorhersage für den nächsten Tag erfahren.

● Tageszeitungen veröffentlichen die Ozonwerte vom Vortag. Bei gleicher Wetterlage läßt sich daraus die aktuelle Situation einschätzen.

● Ab einer Konzentration von 180 Mikrogramm pro Kubikmeter Luft wird Ozonwarnung gegeben. Einige Gemeinden haben Bürgertelefone eingerichtet, die bei Ozonalarm informieren.

● Achten Sie als Autofahrer bei strahlendem Sonnenschein, Temperaturen von über 22° C und Windstille – der typischen Ozonwetterlage

● Auch andere körperliche Aktivitäten im Freien sollten nicht auf die Nachmittagsstunden gelegt werden, wenn die Ozonwerte die Rekordmarke erreichen.

● Kinder dürfen bei erhöhten Ozonwerten nicht draußen spielen. Sollten sie empfindlich reagieren, mit Reizungen an den Augen oder der Nasenschleimhäute, ist während der Hauptozonzeiten nachmittags darauf zu achten, daß sie das Haus nicht verlassen.

● Legen Sie bei Beschäftigungen im Freien häufiger eine Pause ein, wenn Sie Atembeschwerden haben. Das gilt insbesondere, wenn Sie einer Risikogruppe angehören: geschwächte Abwehrkräfte, Atemwegserkrankungen oder Allergien. Das betrifft ebenso Schwangere, Leistungssportler und alle, die berufsmäßig im Freien arbeiten.

● Versuchen Sie, nur durch die Nase zu atmen. Dabei werden etwa 40 Prozent des Ozons ausgefiltert, es gelangt also nicht in die Lunge.

– auf Durchsagen im Verkehrsfunk. Dort erfahren Sie, ob Tempolimits einzuhalten sind. Sie gelten dann bei Tag und Nacht, ihre Aufhebung wird ebenfalls im Radio bekanntgegeben.

● Messen Sie selbst die Ozonwerte – es gibt ein handliches Meßgerät, mit dem sich die Ozonkonzentration der unmittelbaren Umgebung anhand eines Teststreifens ermitteln läßt: Ozon-Monitor-Card (Apotheke).

● Über BTX erhalten Sie im Drei-Stunden-Rhythmus die aktuellen Meßdaten sowie eine Ozonprognose.

● Videotexttafeln in den dritten Fernsehprogrammen geben die aktuellen Luftmeßdaten bekannt.

● Hohe Ozonwerte können Sie auch an bestimmten Pflanzen ablesen: Die Blätter von Scheinquitte, Hartriegel, Hain- und Weißbuche, Douglasie und die Tabakpflanze zeigen durch Schädigung, Flecken und Verfärbung das Ausmaß der Ozonbelastung.

● Weitere Informationen gibt die Umweltstiftung World Wide Fund for Nature, Am Güthpol 19, 28757 Bremen, Telefon 0421/658 46 24 donnerstags von 15 bis 17 Uhr.

Ozon greift Lunge und Atemwege an, fördert Allergien, schwächt das Immunsystem, verändert das Erbgut und ist krebserregend.

● Ziehen Sie sich zum Ausruhen in den Schatten zurück. Hier sind die Ozonwerte zwar nicht geringer, aber Sie erholen sich im kühlen Schatten besser als in der Hitze.

● Setzen Sie eine Schutzmaske auf, wenn Sie sich in verkehrsbelasteten Gegenden aufhalten müssen. Es gibt spezielle Atemschutzmasken, die mit einem Aktivkohlefilter ausgestattet sind, der vor krebserregendem Benzol und anderen Auspuffgasen schützt: »City-Masken« (Fachhandel).

● Wenn Ihnen Ozon merklich zu schaffen macht, bleiben Sie in der Wohnung. Dort sind die Werte geringer, weil sich das Reizgas an der Oberfläche von Möbeln, Tapeten und Bücherregalen schnell abbaut.

● Lüften Sie morgens und abends gut, und halten Sie tagsüber Fenster und Türen möglichst geschlossen. Die Ozonbelastung sinkt dann um etwa 20 Prozent.

Hilfe bei ozonbedingten Beschwerden

Meiden Sie in den heißen Monaten, wenn die Ozongefahr am größten ist, Bayern, Baden-Württemberg und die Mittelgebirge. Ein Urlaub an Nord- oder Ostsee ist gesünder!

● Bei entzündeten Augen macht Augentrost seinem Namen Ehre. Tränken Sie ein Tuch mit Augentrosttee, und legen Sie es als warme Kompresse auf die Augen. Fenchel, die Kanadische Gelbwurzel und die Ringelblume sind für Kompressen ebenfalls geeignet.

● Homöophatische Mittel gegen milde Augensekrete: Allium cepa D6, gegen brennende, entzündete Augen: Euphrasia D3. Nehmen Sie die Mittel ein, träufeln Sie sie nicht ins Auge.

● Vitamin A stärkt die Widerstandskraft gegen Atemwegserkrankungen. Die besten natürlichen Quellen sind Lebertran, Leber, Karotten, grüne und gelbe Gemüsesorten, Eier, Milchprodukte, gelbes Obst wie Aprikosen. Am besten wirkt das Vitamin zusammen mit den Vitaminen des B-Komplexes, mit Vitamin D und E sowie Kalzium, Phosphor und Zink.

● Wenn Sie im Freien plötzlich eine Ozonreizung der Atemwege erleben, halten Sie sich sofort ein nasses Taschentuch vor den Mund.

● Gegen alle Reizungen der Atemwege hilft ein Tee aus Königskerzenblüten. Diese milde Schleimdroge wirkt beruhigend und krampfstillend – und das nicht nur bei starkem Husten, auch bei Asthma, Nervosität und Magenbeschwerden.

● Von den Rohsäften, die auf die Atemwege wirken, haben sich Rettich, Meerrettich, Kresse, Zwiebel und Knoblauch, Karotten und Sellerie bewährt.

● Ansteigende Armbäder und Wechselfußbäder sind bei Atemwegsbeschwerden günstig. Außerdem helfen Kamilleninhalationen, ein Saunabesuch und kalte Ganzwaschungen.

● Steigen Sie bis zum Nabel etwa zehn Sekunden lang in eine Wanne voll kaltes Wasser. Das hilft bei nervöser Erschöpfung und leichtem Asthma.

● Bei Verschleimungen der Bronchien hilft ein Tee zum Abhusten aus Primelwurzel, Thymian, Spitzwegerich, Islandmoos und Sonnentau zu gleichen Teilen.

● Das ist wohltuend bei Asthma, Bronchitis und Angina: Sud aus der Pimpinellenwurzel.

● Wirkungsvoll bei Atemnot: Thymian als Tee, Extrakt oder Sirup oder eine Teemischung aus Thymian, Sonnentau, Schöllkraut, Mannstreu und Anis zu gleichen Teilen.

● Homöophatische Mittel bei asthmatischen Beschwerden sind Arsenicum album D12, Carbo vegetabilis D6, Cuprium aceticum D6. Zur Schleimlösung in Hals, Nase und Rachen eignet sich Antimonium sulfuratum aurantiaticum D4. Bei plötzlichen Hustenanfällen hilft Ammonium bromatum D12.

● Gegen Reizungen in Hals und Rachen gurgeln Sie mit Arnikatinktur. Arnika als Tee (nicht mehr als 1 Tasse täglich) macht verschleimte Bronchien frei und regt Herz und Nerven an.

● Diese Nahrungsmittel sollen die Übelkeit vertreiben: Gerste, Mais, Champignons, Erdnüsse (in kleinen Mengen), junge grüne Erbsen, Kartoffeln, Reis, Mungsprossen, Tomaten, Weizenkeime.

● Auch Ingwer in kleinen Mengen gegessen, als Pulver oder frisch gewürfelt, zum Beispiel als Zutat zu Obstsalaten, hilft bei Übelkeit.

● Vitamin B1 (Thiamin) und B6 (Pyridoxin) können ebenfalls Übelkeit lindern. Die besten natürlichen Quellen von Vitamin B1: Trockenhefe, Reis, Vollkorn, Haferflocken, Erdnüsse, Schweinefleisch, die meisten Gemüsesorten, Weizenkleie und Milch. Vitamin B6: Bierhefe, Weizenkleie, Weizenkeime, Leber, Niere, Herz, Zuckermelone, Kohl, Sojabohnen, Milch, Eier, Rindfleisch.

Nachts sinken die Ozonwerte. Wer also auf Spaziergänge und Fahrradtouren nicht verzichten will, sollte sie in die Abend- und Nachtstunden verlegen.

● Tee aus Baldrian und Kamille beruhigt den Magen.

● Ein homöophatisches Mittel gegen Übelkeit ist Cocculus D4.

● Kopfschmerzen, Müdigkeit und Leistungsschwäche können Sie mit sanften Mitteln bekämpfen, die auch gegen Kopfschmerzen bei Wetterfühligkeit (Seite 162) helfen.

● Wer bei hohen Ozonwerten Atemprobleme, Konzentrationsschwäche und körperliche Erschöpfung verspürt, dem soll reiner Sauerstoff aus der Dose helfen. In Apotheken gibt es die kleinen Sauerstoffbehälter. Sie inhalieren über Mund und Nase. Wer so seine Lunge entschlackt und das Blut anreichert, wird sich, so heißt es, besser fühlen.

Vorsicht bei ozonbedingten Beschwerden!

Es muß nicht immer an der hohen Ozonkonzentration liegen, wenn die Augen jucken und tränen, der Rachen gereizt ist, Kopfschmerzen oder Übelkeit einsetzen. Auch die gleichzeitige große Hitze kann schuld sein.

Ebenso können sich anbahnende Erkältungen, ein Heuschnupfen, Allergien und andere Erkrankungen die Beschwerden hervorrufen. Sprechen Sie mit Ihrem Arzt, wenn die Symptome länger anhalten.

Smogalarm

An manchen Herbst- und Wintertagen ist die nebelig-feuchte Luft voller Abgase und dringt als giftiger Dunst in die Atemwege ein. Das hochbelastete Schadstoffgemisch reizt die Lungen und läßt die Schleimhäute für längere Zeit anschwellen. Die Augen tränen, sie sind gerötet und brennen, Kopfschmerzen und Übelkeit stellen sich ein. Empfindliche leiden besonders stark unter den ungesunden Nebelschwaden.

Smog – ein giftiges Luftgemisch

In den feuchtkalten Wintermonaten bleiben die Schadstoffe aus Autoabgasen und Industrieschornsteinen als Smog über den Städten hängen.

Zum bedrohlichen Smog – der Mischung aus Rauch (englisch: smoke) und Nebel (englisch: fog) – kommt es, wenn sich die bodennahe Luft in der Nacht stärker abkühlt als die Luftschicht darüber. Das geschieht in Mitteleuropa meist zwischen Oktober und März während längerer Hochdruckperioden. Die Sonnenstrahlen sind dann tagsüber noch zu schwach, um die Erde genügend aufzuheizen, so daß die Temperatur nicht wie sonst mit der Höhe abnimmt, sondern ansteigt. Eine warme Luftschicht liegt über der kalten. Dabei ist es meist windstill.

Die Grenzschicht, die zwischen den beiden unterschiedlich temperierten Luftpaketen liegt, heißt Inversion. Sie wirkt wie ein Deckel, der die Luft – und mit ihr die Schadstoffe – nicht entweichen läßt. Die Inversionsschicht liegt im allgemeinen 200 bis 400 Meter über dem

Boden. Sie ist für den hartnäckigen Nebel verantwortlich, der oft tagelang anhält. Da die Luftzirkulation fehlt, bleiben die Rauchschwaden – und mit ihnen das stinkende Schwefeldioxid und der Schwebstaub – unter der Dunstglocke.

Aus den großen Kraftwerken, Fabrikschornsteinen und Müllverbrennungsanlagen mit ihren Filter- und Rauchgasentschwefelungsanlagen sollen dagegen weit weniger Schadstoffe an die Luft kommen. Die Auspuffanlagen der Autos sind die Hauptursache für rund 3,2 Millionen Tonnen Stickoxide, 5,7 Millionen Tonnen Schwefeldioxid und 2,3 Tonnen Schwebstoffe in der Inversionsschicht.

Hochgradig gefährdet sind bei Smog all jene, die ohnehin schon gesundheitlich geschwächt sind. Das vorgeschädigte Atem- und Kreislaufsystem leidet unter der schädlichen Luft mit ihrer hohen Konzentration chemischer Substanzen, weil der Körper jetzt noch schlechter mit Viren und Bakterien fertigwerden kann.

Löst Smog Wetterfühligkeit aus?

Smog ist genaugenommen keine Wettererscheinung, dennoch wird er vom Wetter, besonders vom Wind, beeinflußt. Und ist die Atmosphäre erst verschmutzt, wirkt sich das auf Lufttemperatur, Luftfeuchtigkeit und Luftströmung aus – und diese bestimmen wiederum den Wetterablauf. Zudem kann eine veränderte Luftzusammensetzung und eine dadurch bedingte Strahlungsintensität auf Dauer das Klima verändern.

Brennende Augen, eine juckende Nase, vergrößerte Mandeln, Asthma und im Extremfall sogar Lungenkrebs sind die Folge der Luftverschmutzung.

Smog entsteht, wenn die natürliche Luft aus 78 Prozent Stickstoff, 21 Prozent Sauerstoff, 0,03 Prozent Kohlendioxid und annähernd 0,97 Prozent Edelgasen mit Rauch, Ruß, Staub, Gasen und flüssigen sowie festen Schwebstoffen (Aerosole) und Dämpfen eine höchst ungesunde Verbindung eingeht. Die wichtigsten Schadstoffe in der Luft sind Kohlenmonoxid, Kohlenwasserstoffe, Schwefeldioxid, Stickoxide und Ozon (Seite 55). Sie alle beeinträchtigen massiv die Gesundheit. Kohlenmonoxid ist ein sehr giftiges Gas, das Sie weder sehen noch riechen oder schmecken können. Es entsteht bei jeder unvollständigen Verbrennung, vor allem in Auspuffgasen, Kohle- und Ölöfen und bei Schwelbränden. Kohlenmonoxid verbindet sich mit dem Blutfarbstoff und verhindert so den Transport von Sauerstoff. Damit kann es das

Stickoxide aus den Autoauspuffen erschweren die Atmung, belasten den Kreislauf und sind außerdem Ausgangsstoff für das Entstehen von Ozon.

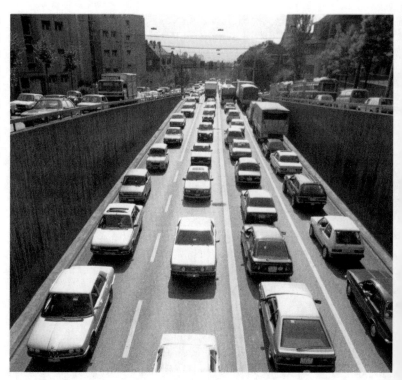

Zentralnervensystem in wenigen Minuten blockieren. Erste Symptome sind Schwindel, Mattigkeit und Kopfschmerzen. Bei Konzentrationen über 0,07 Prozent kommt es erst zu Ohnmacht, Puls- und Atemsteigerung, schließlich zu Bewußtlosigkeit und Tod.

Kohlenwasserstoffe kommen als gasförmige, flüssige oder feste Substanzen vor. Sie entstehen, wenn fossile Brennstoffe wie Holz, Kohle und Öl und andere organische Materialien nur unvollständig verbrannt werden. Zum Teil sind sie Krebsauslöser.

Stickoxide entstehen aus der Verbindung von Stickstoff und Sauerstoff, aus der sich an der Luft Stickstoffdioxid bildet: ein braunrotes giftiges und oxidierendes Gas, das auch bei Temperaturen über 1000° C, zum Beispiel in Autoabgasen und bei der Müllverbrennung, entsteht. Das umweltschädliche Gasgemisch erschwert die Durchblutung der Lungen und belastet so Herz- und Kreislauf. Stickstoffdioxid ist ein wesentlicher Ausgangsstoff für das Entstehen von Ozon, das ebenfalls die Atemwege, Herz und Kreislauf schädigt.

Ist Smog eine Gefahr für Sie?

- Leiden Sie im Winter unter ständig angeschwollenen Schleimhäuten, ohne tatsächlich erkältet zu sein?

- Haben Sie in den Wintermonaten gerötete, brennende und juckende Augen?

- Fühlen Sie sich in den dunklen Monaten und bei Nebel manchmal schwindelig und matt, oder hatten Sie in dieser Zeit schon Ohnmachtsanfälle?

- Sind der Puls und die Atmung bei trübem Wetter und hoher Luftverschmutzung gesteigert?

- Neigen Sie zu Kopfschmerzen in schlechter Luft?

- Wird Ihnen beim Einatmen verdreckter Luft – zum Beispiel an großen Straßenkreuzungen oder nahe der Autobahn – leicht übel?

- Leben oder arbeiten Sie in der Nähe starker Verkehrsbelästigung?

- Heizen Sie mit Kohle oder Öl?

Feste Schadstoffe – Staub und Ruß – lassen sich in der Luft genauso messen wie Schwefeldioxid und Stickoxide.

Wenn Sie eine dieser Fragen mit Ja beantwortet haben, dann ist eine Auswirkung von Smog auf Ihre Gesundheit möglich. Bedenken Sie, daß Smog nicht nur im Winter entsteht, sondern daß sich der Alltagssmog während des ganzen Jahres auf die Gesundheit auswirken kann. Vermeiden Sie in Zeiten extremer Luftbelastung jegliche körperliche und auch psychische Anstrengung, lüften Sie die Wohnung zu Zeiten geringerer Schadstoffbelastung – am Morgen oder Abend –, und stellen Sie gegebenenfalls Ihre Heizung auf ein anderes System um.

Schwefeldioxid ist ein farbloses, stechend riechendes Gas, das hauptsächlich bei der Verbrennung von Öl und Kohle entsteht. Das wasserlösliche Reizgas kommt im Smog in hoher Konzentration vor. Es reizt die Augenschleimhäute und kann die Atemwege massiv schädigen.

Hilfe bei smogbedingten Beschwerden

Der Smog greift zuerst die Augen und Atemwege an; aber auch Herz und Kreislauf bleiben nicht verschont.

● An nebeligen Tagen sollten Sie so wenig wie möglich ins Freie gehen, körperliche Überanstrengung und psychischen Streß vermeiden – das belastet den Organismus nur unnötig.

● Bei Reizungen der Atemwege bringen ansteigende Arm- und Fußbäder, Brustwickel mit Senfmehl und Bäder mit Fichtennadelextrakt Erleichterung.

● Äußerlich angewendet als Kompresse, zum Trinken und Gurgeln als Tee eignet sich hervorragend die Königskerze. Die milde Schleimdroge ist Bestandteil vieler Hustenmittel.

● Früchte, die viel Vitamin C enthalten – Sanddorn, schwarze Johannisbeere, Hagebutte, Zitrusfrüchte –, stärken die Widerstandskräfte.

● Heilpflanzen, die krampflösend wirken und die Atmung erleichtern: Grindeliakraut, Lobelie, Kleines Habichtskraut, Pillenwolfsmilch, Sonnentau und Wildkirsche.

● Bei Halsschmerzen, die mit den meisten Erkrankungen der Atemwege einhergehen, trinken Sie Kamillen-, Salbei- oder Eibischtee, oder Sie gurgeln damit.

● Die entzündungshemmende Arnika, die Herz und Nerven stärkt, eignet sich bei Halsentzündung und Heiserkeit ebenfalls zum Gurgeln. Als Tee getrunken macht Arnika die verschleimten Bronchien frei.

● Zwiebelwickel: Geben Sie eine gehackte Zwiebel in ein dünnes Tuch, legen Sie den Wickel um den Hals, darüber kommt ein Wollschal – 10 Minuten wirken lassen.

● Homöopathische Mittel bei trockenen, kratzenden Halsschmerzen sind Belladonna D6, bei Halsschmerzen mit verschleimtem Rachen Phytolacca D6.

● Bei Hustenanfällen legen Sie feuchtkalte Leintücher auf Brust und Bauch, bis sie sich erwärmt haben.

● Das wirkt krampf- und schleimlösend: Auszüge aus Thymian, Eukalyptus oder Pfefferminze in heißes Wasser geben und die Dämpfe einatmen.

● Tee aus Eibischwurzel, Isländisches Moos, Malve, Königskerze, Schlüsselblume, Spitzwegerich oder Thymian lockert den Husten und reinigt die Bronchien. Die Wirkstoffe gibt es auch als Saft zu kaufen (Apotheke und Reformhaus).

● Homöopathische Mittel bei Pseudokrupp: Aconitum D6 oder Spongia D6, bei trockenem und schmerzhaftem Husten: Bryonia cretica D6, bei Krampfhusten mit Atemnot: Cuprum aceticum D6, kann zähes Sekret nicht abgehustet werden: Antimonium tartaricum D6.

● Bei Schnupfen verwenden Sie vor allem Heilpflanzen, die auf die Nasenschleimhäute einwirken: Augentrost, Goldrute oder Holunderblüten als Tee oder Nasensalbe bringen Linderung.

● Als Badezusatz oder Inhalation eignen sich Eukalyptus, Kiefernnadeln oder Kamille.

● Homöopathische Mittel bei allergischem Schnupfen im Zusammenhang mit Nässe und Kälte: Dulcamara D 6, bei verstärkt laufender Nase und trockener Luft: Allium cepa D6.

● Nehmen Sie mit der Nahrung ausreichend Zink und Selen auf. Sie verhindern, daß sich giftige Schwermetalle aus dem Straßenverkehr – Blei, Cadmium und Quecksilber – im Körper ablagern. Die besten Quellen für Zink sind Haferflocken, Vollkornbrot, Vollmilch, Kartoffeln und Bananen. Selen ist reichlich enthalten in Eiern, Milch und Kohlrabi.

● Kupfer ist wichtig, es stärkt die Immunabwehr. Es steckt in Haferflocken, Eiern und Nudeln.

Diese Spurenelemente können Sie auch als Fertigpräparate in der Apotheke kaufen. Vitaminkombinationen mit Beta-Karotin, das die Aufnahme von Zink verbessert, Vitamin-B-Komplex sowie Vitamin C und E geben dem Immunsystem zusätzliche Kraft.

Kinder im Smog

Besonders Kinder leiden unter Smog, weil ihr Immunsystem noch nicht voll entwickelt ist. Bei ihnen kann die hohe Luftverschmutzung, die freilich nicht nur vom winterlichen Smog, sondern ähnlich auch vom »Alltagssmog« ausgelöst wird, Erkrankungen der oberen und unteren Luftwege hervorrufen – betroffen sind Nase, Mundhöhle, Rachen, Kehlkopf, Luftröhre, Bronchien und Lunge.

Husten, Schnupfen, Heiserkeit sind schon lange nicht mehr allein Folgen von Infektionen. Wir leiden an der selbstverschuldeten Umweltvergiftung.

Atemnot, ständiges Ringen nach Luft, permanent verschnupfte und verschleimte Atemwege sind bei allen Kindern, die in luftverpesteten Städten leben, keine Seltenheit. Die anfallsweise auftretende, krampfhafte Atemnot, die Mediziner als Bronchialasthma bezeichnen, gehört mittlerweile zu den häufigsten chronischen Erkrankungen im Kindesalter. Jedes zehnte Kind leidet darunter.

Kinder sind für die Schadstoffe in der Luft nicht verantwortlich, doch gerade sie leiden am meisten. Spendieren Sie Ihren Jüngsten Inselferien in reiner Luft!

Pseudokrupp bei Kindern ist eine der heimtückischsten Folgen, die der Alltagssmog mit der permanenten Luftbelastung, vor allem in den Ballungszentren, haben kann. Hauptursache des Pseudokrupp sind Virusinfektionen der oberen Luftwege. Schadstoffe verursachen dann eine sich rasch entwickelnde, bedrohliche Atemnot, denn die entzündeten Schleimhäute im Bereich von Kehlkopf und Luftröhre sind geschwollen. Da bei Kleinkindern die Atemwege zudem noch relativ eng sind, kann das sehr schnell den Luftstrom behindern.

Hilfe bei Smog für Kinder

● Wenn Kinder sich einige Wochen in einer Gegend mit klarer und sauberer Luft – zum Beispiel an der See oder im Gebirge – aufhalten, können sich die Atemwege erholen.

● Halten Sie Tabakrauch von Kindern fern. Auch zu Hause sollte der Nachwuchs nicht mit Schadstoffen in Kontakt kommen.

● Die Ausdünstung von Chemikalien aus Möbeln und anderen Einrichtungsgegenständen bedeutet eine zusätzliche Belastung für Kinder. Achten Sie deshalb in der ganzen Wohnung – besonders aber im Kinderzimmer – auf natürliche Vollholzmöbel.

● Bei asthmatischen Anfällen und Bronchitis ist eine Klimaanlage vorteilhaft, die die Luft austrocknet. Kinder mit Pseudokrupp haben weniger Atembeschwerden, wenn die Luft feucht gehalten wird.

Vorsicht bei Kindern und Smog!

Rufen Sie sofort einen Arzt, wenn Ihr Kind
● einen Anfall von Atemnot hat und sich die Haut bläulich verfärbt
● ungewöhnlich schnell, geräuschvoll oder hastig atmet
● einen bellenden Husten, eine heisere Stimme und eine geräuschvolle Atmung hat (Verdacht auf Pseudokrupp)
● unter starken Hustenattacken leidet und nachfolgend geräuschvoll einatmet (Verdacht auf Keuchhusten).
● über 39° C Fieber hat und die Atmung schmerzhaft ist (Verdacht auf Lungenentzündung).

Radon – ein gefährliches Gas in der Luft

Die Gesundheit wird von allen Umwelteinwirkungen beeinflußt, denn sie bestimmen das Innenraumklima entscheidend. Das radioaktive Gas Radon ist eine der wichtigsten natürlichen Strahlenquellen, die auf den Menschen einwirken. Statistiken zufolge scheint Radon sogar ungleich gefährlicher zu sein als Atomanlagen. Und neben Nikotin ist das Edelgas einer der größten Risikofaktoren für Lungenkrebs.

Was ist Radon?

Radon ist ein Folgeprodukt des radioaktiven Zerfallprozesses von Radium und Thorium. Beide sind in nahezu allen natürlichen Gesteinsformationen enthalten, besonders in Granit und vulkanischen Bimssteinen.

Wie kommt Radon in die Wohnung?

Das farblose und geruchsneutrale Edelgas dringt aus dem felsigen Untergrund durch Klüfte und Poren nach oben, wo es durch den Erdboden in die Kellerräume einsickert. Dabei entsteht ein Sogeffeckt: Mit der sich erwärmenden Luft verteilt es sich im ganzen Haus – wo es von den Bewohnern eingeatmet wird. Radon kann aber auch durch Baustoffe, die das Gas in unterschiedlicher Menge freisetzen, in die Häuser gelangen. Fachwerkhäuser und andere alte Gebäude mit der Baustoffkombination Lehm-Holz-Naturstein und Kellerböden aus Naturstein oder Lehm weisen verhältnismäßig hohe Radonwerte auf. Radon ist im Freien im allgemeinen ungefährlich, weil draußen die Vermischung stärker ist. In den Häusern hingegen nimmt die Konzentration mit sinkender Raumbelüftung zu. Da heutzutage viele Fenster aus Energieersparnis fast luftdicht geschlossen sind, sammeln sich mitunter erhebliche Mengen Radon an.

Einst galt das radioaktive Radongas als Heilmittel bei Rheuma, Gicht und Ischias. Tatsächlich aber kann Radon – wie Nikotin – Lungenkrebs auslösen.

Wo ist die Radongefahr am größten?

In den ostbayerischen Granitgebieten und im Bereich der Vulkanite des Neuwieder Beckens werden besonders hohe Radonwerte in Innenräumen gemessen. In einigen Wohngebieten Thüringens und Sachsens liegt die Strahlenbelastung nach einer vom Bundesgesundheitsamt und -umweltministerium 1994 veröffentlichten Studie ganz erheblich über dem Bundesdurchschnitt. Erschreckend hoch sind die Werte vor allem dort, wo Gebäude auf Abraumhalden gebaut wurden oder wo Material von Halden als Baustoff verwendet wurde. Hier werden teilweise Spitzenwerte von 100 000 Becquerel pro Kubikmeter Luft gemessen. (Ein Becquerel gibt den radioaktiven Zerfall pro Sekunde an.) In bergbaufreien Gebieten liegen die Werte fast ausschließlich unter 250 Becquerel, wobei die mittlere Radonkonzentration bei etwa 50 Becquerel pro Kubikmeter Luft liegt. In Norddeutschland liegen die Werte deutlich niedriger als im Bundesdurchschnitt.

Radon dringt als farbloses und geruchsneutrales Edelgas aus dem Erdreich in die Wohnungen.

Ist Radon eine Gefahr für Sie?

- Leben Sie in einem alten Fachwerkhaus?

- Sind ihre Kellerböden aus Naturstein und Lehm?

- Wurden beim Bau Ihres Hauses überwiegend Lehm, Holz und Natursteine verwendet?

- Besitzt Ihre Wohnung Kunststofffenster, und halten Sie die Fenster bis auf ein kurzes Lüften gut verschlossen?

- Sind Sie Raucher?

- Leben Sie in einem ehemaligen Bergbaugebiet?

- Wohnen Sie in Ostbayern, dem Neuwieder Becken, Thüringen oder Sachsen?

Wenn eine dieser Wohnmöglichkeiten auf Sie zutrifft, dann leben Sie vermutlich in einem Bereich mit verstärkten Radonwerten. Sollten Sie unter gesundheitlichen Problemen – insbesondere Atemwegserkrankungen – leiden, für die sich keine organischen Ursachen finden, dann sollten Sie die Radonwerte Ihres Hauses messen lassen und eine luftdichte Versiegelung Ihres Kellers in Erwägung ziehen. Nur so können Sie das Radon dauerhaft aus der Wohnung bannen.

Raucher sind besonders gefährdet

Man weiß heute, daß Radon beim natürlichen Zerfall radioaktive Isotope der Schwermetalle Polonium, Bismut und Blei entwickelt, die sich in der Lunge ablagern und zur Entstehung eines Lungen- oder Bronchialkrebses führen können. Das gefährdet Raucher deutlich mehr als Nichtraucher. Denn die Tabakpflanze speichert Radium, Radon und ihre Zerfallsprodukte, die mit dem Rauch inhaliert werden. Außerdem sind bei Rauchern meist die feinen Flimmerhärchen in den Atemwegen zerstört, so daß sich der radioaktive Staub direkt auf den Schleimhautzellen ablagert. Bei Nichtrauchern hingegen heften sich Radon und seine Zerfallsprodukte nur an die äußeren Enden der Flimmerhärchen.

Schützen Sie sich vor Radon

● Das beste Mittel, Radon aus der Wohnung zu vertreiben, ist ein ausreichender Luftaustausch. Lüften Sie also regelmäßig.

● Bevor Sie ein Haus bauen, sollten Sie sich von den Herstellerfirmen sagen lassen, wie viele radioaktive Substanzen wie Radium und Thorium in den Baustoffen enthalten sind.

Wer in ehemaligen oder noch aktiven Bergbaugebieten, in Fachwerk- oder Natursteinhäusern lebt, ist radongefährdet.

● Wenn Sie wissen möchten, ob und mit wieviel Radon Ihr Haus oder Ihre Wohnung belastet ist: Das Bundesamt für Strahlenschutz, Salzgitter, Telefon 05341/1880, sowie einige Meßstellen der Technischen Überwachungsvereine (TÜV) nehmen Radonmessungen vor. Informationen bekommen Sie auch von der Arbeitsgemeinschaft ökologischer Forschungsinstitute, Bonn, Telefon 0228/630129.

● Sollten die Zerfallswerte über 250 Becquerel pro Kubikmeter Raumluft liegen, empfiehlt die Strahlenschutzkommission, neben dem Lüften auch »bauliche Maßnahmen zu ergreifen«, um die Radonkonzentration zu verringern. Die Angaben sind allerdings keine Grenz- sondern Richtwerte, um Schadensersatzforderungen wegen zu hoher Radonbelastung vorzubeugen.

● Die zweckmäßigste bauliche Veränderung bei starker Radonbelastung ist die luftdichte Versiegelung des Kellerbodens. Am wenigsten Radon gelangt durch den Erdboden ins Haus, wenn der Bau in einer Sperrbetonwanne steht.

Erdstrahlen und Wasseradern

Von feinen Energielinien, die den Boden durchziehen, von verborgenen Wasseradern, Erdverwerfungen und Metallen gehen Erdstrahlen aus, die Gesundheitsstörungen und unter Umständen auch Krankheiten hervorrufen können. Das zumindest erklären Anhänger der Radiästhesie, die mit ihrem Meßinstrument – der Wünschelrute – die gefährlichen Zonen aufspüren.

Wünschelrutengänger finden mit ihren Metallgerten oder gegabelten Zweigen unterirdische Wasserläufe, Erzadern, Strahlenfelder und Ölquellen.

Die Energie der unterirdisch zum Teil netzartig verlaufenden Energielinien soll senkrecht nach oben wirken. Gefährlich sind all die Stellen, an denen sich die Linien kreuzen oder mit Wasseradern, die ein Magnetfeld umgibt, zusammentreffen. Wer sich jeden Tag mehrere Stunden über diesen energiereichen Kreuzungspunkten aufhält, kann an Depressionen, chronischen Kopfschmerzen, Nervosität, Rheuma, Schlaflosigkeit und sogar an Krebs erkranken. Weil diese Zonen nur einen geringen Durchmesser haben soll es meist schon helfen, Bett oder Schreibtisch an einer anderen Stelle des Raums zu plazieren.

Erdstrahlung physikalisch betrachtet

Für viele Physiker ist »Erdstrahlung« lediglich ein Sammelbegriff, unter dem alle technisch meßbaren Strahlen zusammengefaßt werden: Alpha-, Beta-, Gamma- und Neutronenstrahlen, die aus der Erde austreten und die je nach Strahlendosis und -dauer das Leben gefährden können.

Ob es daneben noch andere Erdstrahlen gibt, die krankmachen können, ist nicht exakt bewiesen. Die Verfechter der Erdstrahlen und Wasseradern haben in vielen Untersuchungsreihen nachzuweisen versucht, daß ihre Theorie stimmt. Messungen und Experimente ergaben zum Beispiel, daß die Blutsenkungsgeschwindigkeit auf den Kreuzungspunkten zweier Energielinien gegenüber neutralen Stellen auffallend unnormal verläuft: Sie ist beschleunigt oder gehemmt. Auch der Gleichstromwiderstand sowie die mit dem Galvanometer zu messenden Körperströme sind hier ebenfalls auffallend verändert. Bei Experimenten mit verschiedenen Pflanzen – Gurken, Bohnen, Radieschen – zeigt sich über gekreuzten Energielinien, daß viele Saatkörner nicht keimen oder die Pflänzchen nicht richtig gedeihen. Mäuse flüchten aus ihren Kästen, wenn sie auf den kritischen Zonen stehen.

Hilfe bei Erdstrahlen

Ob nun die Erdstrahlenthese bewiesen ist oder nicht, wer gesund ist und sich in seiner Wohnung wohlfühlt, muß sich wegen magischer Erdstrahlen nicht beunruhigen, wer sich aber für strahlenfühlig hält und unter Beschwerden leidet, für die es keine offensichtlichen Erklärungen gibt, sollte seine nähere Umgebung untersuchen lassen.

● Wenn Sie besonders sensibel auf äußere Einflüsse reagieren oder häufiger unter Kopfschmerzen, Müdigkeit, Nervosität, Schlaflosigkeit und ähnlichen Problemen leiden, dann können Sie Haus und Wohnung von einem Wünschelrutengänger begutachten lassen.

● Wenn ein Störfeld vermutet wurde und Sie sich zum Beispiel mit einem anderen Schlafplatz wohler fühlen, dann hat der Versuch seinen Zweck erfüllt.

● Seien Sie vorsichtig gegenüber unseriösen Geschäftemachern mit kostspieligen Apparaturen, die sich auf frappierende Erfolge berufen. Denken Sie daran, daß es bislang keinen wissenschaftlichen Nachweis für Erdstrahlen oder Wasseradern gibt. Die Wirkung von Abschirmungen (Metallfolien, Strahlenschutzkork oder Zellglasplatten) oder Entstrahlungsgeräten ist fragwürdig.

Elektrische Strahlen – Streß für den Organismus

Überall sind Sie von Elektrizität, von künstlich erzeugten elektromagnetischen Wellen und Feldern umgeben: in der Wohnung, am Arbeitsplatz und selbst in der freien Natur. Elektrische und elektronische Geräte, Stromkabel, Lampen, Leuchtstoffröhren, Computer, Satellitenantennen, Mobilfunktelefone und nicht zuletzt Hochspannungsleitungen – ohne diese technischen Errungenschaften ist das moderne Leben kaum noch vorstellbar.

Der Mensch steht »unter Strom«, und das macht krank! Manchmal sind wir so aufgeladen, daß ein Handschlag oder die Berührung von Metall einen elektrischen Schlag auslöst.

Doch die unaufhaltsame Elektrifizierung des unmittelbaren Lebensraums ist nicht ohne Risiken für die Gesundheit. Sie kann im Organismus, so wird befürchtet, noch schädlichere Wirkungen hervorrufen als die stärksten Wetterreize. Das künstlich durch die vielen elektrischen Strahlen erzeugte Elektroklima beschäftigt Mediziner, Biologen und Physiker, denn es steht im Verdacht, für unterschiedlichste Störungen und Krankheiten verantwortlich zu sein. Die rasante Zunahme der elektromagnetischen Strahlung, auch als »Elektrosmog«

Wie gefährlich der Elektrosmog tatsächlich ist, konnte bis heute noch nicht herausgefunden werden. Doch sicher ist: Erhöhte Strahlenbelastung ist ungesund.

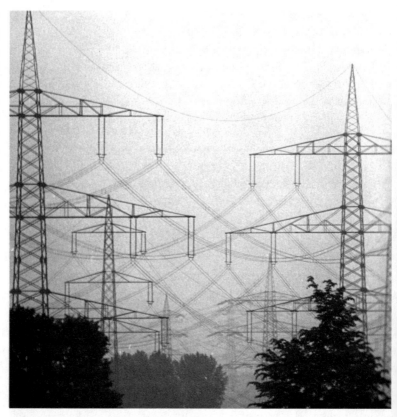

bezeichnet, bringt nach Auffassung vieler Wissenschaftler den Organismus so in Streß, daß er zu einem ernsten gesundheitlichen Risiko werden kann.

Zu den typischen Erkrankungen, über die besonders die Elektrosensitiven klagen, die extrem empfindlich auf unsichtbare Strahlen reagieren, gehören: Angst, Augenbrennen, nächtliches Herzjagen, Juckreiz, Kopfschmerzen, Magen-Darmstörungen, nervöse Beschwerden, schlechter Schlaf, Schmerzen in Muskeln und Knochen, Unwohlsein, Verstimmungen. Mit den gehäuften elektrischen Strahlen aus ganz unterschiedlichen Bereichen werden zudem Allergien, Erbschäden, Immunschwäche, Krebs und Verhaltensstörungen in Verbindung gebracht.

Vorsicht bei Bildschirmgeräten!

Die Bildschirme von Computern und Fernsehapparaten sind im Hinblick auf die Strahlung vergleichbar. Beide senden eine Röntgen- und Wärmestrahlung, Radio- und Mikrowellen sowie ultraviolettes Licht aus. Außerdem bauen sie ein statisches elektrisches Feld auf, das nicht abgeleitet werden kann.

Dem Strahlungsspektrum des Fernsehens sind Sie meist nicht so stark ausgesetzt wie dem Computer am Arbeitsplatz, weil in aller Regel niemand so lange und schon gar nicht so dicht vor dem Fernseher sitzt wie vor dem Computer.

Die Aussagen über die Strahlenbelastung, die von diesen Geräten ausgeht, sind widersprüchlich. Die nicht-thermische Wirkung der Strahlen, die Kombination der verschiedenen Strahlungsarten mit den übrigen Umwelteinflüssen und die erhöhten Belastungen bei mehreren Geräten in einem Raum sind noch nicht untersucht. Doch gerade bei einer Vielzahl unterschiedlichster Strahlen aus verschiedensten Quellen ist eine gesundheitliche Belastung sehr wahrscheinlich. Nicht umsonst klagen die meisten, die regelmäßig am Computer arbeiten, über Befindlichkeitsstörungen wie Augenbrennen und Kopfschmerzen.

Elektrische und magnetische Felder sind überall

Selbst wenn Sie sich in einem Raum aufhalten, in dem kein Stromkabel verlegt und kein elektrisches Gerät angeschlossen ist, können sich elektrische und magnetische Felder bilden. Statische elektrische Felder entstehen zum Beispiel, wenn sich Oberflächen aus Materialien mit hohem elektrischem Widerstand aufladen. Dazu gehören Hartgummi, Kautschuk, verschiedene Kunststoffe, etwas weniger stark auch Glas oder trockenes Holz. Durch Reibung können sich synthetische Kleidungsstücke aufladen, ebenso Kunstfaserteppichböden – ganz besonders, wenn Sie mit Kunststoffsohlen darüberlaufen. Manchmal können Sie es knistern hören und kleine, bläuliche Blitze sehen, wenn sich die Stoffe entladen. Bei Kontakt mit Metallgegenständen und selbst beim Händeschütteln können Sie bei der Entla-

Elektrischen Feldern kann niemand ausweichen: In den Wohnungen, am Arbeitsplatz und selbst in der freien Natur existieren unzählige Stromkabel.

dung einen elektrischen Schlag versetzt bekommen. Großflächige Materialien, wie Teppichböden oder Vorhänge, können tagelang geladen sein. Sie erreichen oft Stärken von bis zu 10 Kilovolt pro Meter. Viele der heute verwendeten Werkstoffe – außer Holz – werden von vornherein antistatisch behandelt, um diese Effekte zu vermeiden.

»Strahlensalat« wird das Gemisch natürlicher und künstlich erzeugter elektrischer Strahlen genannt. Experten sprechen vom »Elektrosmog«.

Das häusliche Elektroklima beeinflussen die natürlichen und künstlichen elektrischen Strahlen und magnetischen Felder, die von außen in die Gebäude eindringen. Die Kraftlinien der magnetischen Felder werden innerhalb des Hauses durch Eisen und Nickel gebündelt und umgelenkt, etwa durch Küchen- und Badezimmerarmaturen, Wasserleitungen, Moniereisen im Beton, Baubeschläge oder andere metallische Gegenstände im und am Haus. Ob sich das auf den menschlichen Organismus auswirkt, darüber streiten insbesondere die Baubiologen. Manche sind von der negativen Wirkung fest überzeugt und lehnen stahlbewehrte Baustoffe und Bauteile ab.

Elektrische und magnetische Felder gelangen übrigens nicht allein von außen in die Häuser. Auch Telefone, Elektromotoren von Haushaltsmaschinen, Lautsprecher und Tonbandgeräte erzeugen – wenn auch nur schwache – Magnetfelder. Die kosmische Strahlung, die zum Teil von Sonne, Mond und anderen Himmelskörpern ausgeht, sowie künstlich erzeugte elektromagnetischen Wellen wirken ebenfalls am Elektroklima mit. Diese Wellen sind genaugenommen elektrische und magnetische Felder, die sich im Raum ausbreiten können. Dabei unterscheiden sich die elektromagnetischen Wellen, die von natürlichen Quellen ausgehen, erheblich von den künstlich erzeugten. In Deutschland liegt die Grundbelastung der Bevölkerung um ein Fünffaches über der natürlichen.

Je größer die Wellenlänge oder je niedriger die Frequenz der elektromagnetischen Wellen ist, desto leichter durchdringen sie Baustoffe. Die von Hochspannungs- und Fahrdrahtleitungen ausgehenden Wellen können noch in nahegelegenen Wohnungen gemessen werden. Bei zunehmender Frequenz und abnehmender Wellenlänge lassen sie sich besser abschirmen. Außerhalb von Wohngebäuden werden künstliche elektromagnetische Wellen von technischen Geräte erzeugt, unter anderem von Satelliten und Relaisstationen, die Telefon- und Fernsehsignale übermitteln, und von Radaranlagen.

Elektrische Felder

Wo elektrische Spannung erzeugt wird, bauen sich elektrische Felder auf. Um jedes Stromkabel, jede Steckdose und um jedes elektrische Gerät entsteht ein elektrisches Feld. Es bildet sich sogar, wenn kein Strom entnommen wird. Es reicht, den Stecker eines Gerätes in die Steckdose zu stecken; obwohl das Gerät nicht eingeschaltet ist, baut sich ein elektrisches Feld um das Gerät und die Anschlußleitung auf. Auch um Steckdosen bilden sich diese Felder, wenn gerade kein Strom entnommen wird.

Elektrische und magnetische Felder können den Stoffwechsel beeinflussen und so das Allgemeinbefinden ändern.

Elektrische Felder verändern sich, wenn sie mit einer beliebigen Materie zusammentreffen, zum Beispiel mit einem Baum, einem Menschen oder einem Auto. Hauswände schirmen elektrische Felder nahezu völlig ab.

Magnetische Felder

Sobald elektrische Energie genutzt wird, entsteht ein magnetisches Feld. Dabei ist es gleichgültig, ob Strom durch Haushaltsgeräte, Computer oder Hochspannungsleitungen fließt. Werden die Felder durch Wechselstrom erzeugt, dann breiten sie sich in Wellen aus. Elektromagnetische Felder kommen übrigens auch in der Natur vor; sie sind jedoch längst nicht so stark wie die künstlich erzeugten.
Magnetische Felder lassen sich nur in wenigen Fällen abschirmen. Sie durchdringen beinahe jede Materie, auch Metalle, Hauswände, tierische und menschliche Körper. Deshalb ist ihnen jeder einzelne ständig ausgesetzt.

Sowohl die elektrischen als auch die magnetischen Feldstärken nehmen mit zunehmender Distanz rapide ab. Die Stärke elektrischer Felder wird in Volt pro Meter (V/m) gemessen, die magnetischen Felder in Tesla (T).

Im Innenraum verursachen alle Leitungen und technischen Geräte, die mit Wechselstrom betrieben werden, elektromagnetische Felder. Dazu gehören auch Anschlußleitungen, sofern sie mit einer Stromquelle verbunden sind. Selbst wenn sie keinen Strom verbrauchen, senden sie Wellen mit einer Frequenz von 50 Hertz aus, die in 30 Zentimeter Entfernung noch nachweisbar sind. Sobald Strom durch die Leitungen fließt, nimmt die Feldstärke – und damit auch die Reichweite – ab. Sämtliche elektrischen Geräte, die im Haushalt und am Arbeitsplatz verwendet werden, bauen elektromagnetische Felder auf, so auch die Mikrowellenherde, Nachtspeicheröfen, Warmwasserbereiter, Heizdecken, Küchenmaschinen, Radio- und Fernsehapparate, Computer, Rechen- und Schreibmaschinen, Diebstahlsicherungen und dergleichen mehr.

Elektrische Frequenzen sind gesundheitsgefährdend

Wer plötzlich an Schlafstörungen leidet, sollte sich überlegen, ob er in letzter Zeit vermehrt elektrischen Strahlen ausgesetzt war.

Hohe elektrische Spannungen und Ströme sowie hochfrequente, energiereiche magnetische Felder, die zwischen 100 000 und 300 Milliarden Mal schwingen (= 100 Kilohertz bis 300 Gigahertz) sind lebens- und gesundheitsgefährdend, darüber bestehen keine Zweifel. Für Röntgenstrahlen, Gammastrahlen und Mikrowellen ist das bewiesen. Seit einigen Jahren jedoch kümmern sich die Gelehrten besonders um die niederfrequenten Felder von 0 bis 30 Kilohertz. Sie erforschen, inwieweit die elektromagnetischen Strahlen bei schwacher Feldstärke auf die Sinnes-, Nerven- und Muskelzellen einwirken und die körpereigenen Strömungen und Signale stören. Denn wissenschaftlich konnte bislang noch nicht restlos geklärt werden, wie die Strahlen auf den Organismus wirken.

Experten weisen immer wieder darauf hin, daß jede Veränderung der natürlichen elektromagnetischen Umgebung biologischen Streß und damit körperliche Beschwerden erzeugen kann. Selbst schwache elektromagnetische Felder können auf Stoffwechselvorgänge in den Zellen und den Zellmembranen einwirken und hier bestimmte Prozesse umlenken. Über diesen Mechanismus könnte auch das Allgemeinbefinden beeinflußbar sein. Biologen der Universität Saarbrücken stellten fest, daß vor allem die mit den Magnetfeldern auftretenden Oberwellen – abhängig von ihrer Stärke und der Konstitution des Menschen – die Blutgefäße erweitern und somit die Durchblutung steigern. Dieser kurzfristig durchaus positive Effekt ist auf Dauer jedoch bedenklich. Magnetfelder, die längere Zeit auf den Menschen einwirken, können den Organismus beeinflussen und seine Reaktionen auf Umweltreize verändern. Sie scheinen insbesondere den Kalzium-Ionen-Fluß zu stören, der physiologische Prozesse wie Muskelkontraktionen, die Befruchtung der Eizellen und die Zellteilung steuert. Andere Untersuchungen zeigen, daß auch das Immunsystem reagiert, indem es die Lymphozyten verändert. Das kann sich nachteilig auf das Immunsystem auswirken, und ein geschwächter Organismus ist anfälliger für Autoimmunkrankheiten und Virusinfektionen.

Außerdem können die elektromagnetischen Felder die Melatoninproduktion der Zirbeldrüse beeinflussen. Das wiederum könnte das Entstehen von Krebs erklären, denn Melatonin verzögert das Wachstum bestimmter Tumorarten, einiger Formen von Brustkrebs, Prostata- und Hodenkrebs. Das Hormon, das vor allem nachts ausgeschüttet wird und das den Schlaf-Wach-Rhythmus kontrolliert, kann chronische Depressionen hervorrufen, wenn zuwenig vorhanden ist. Vermutlich hängen die gesundheitlichen Schädigungen, die vom Elektrosmog ausgehen, im wesentlichen mit der veränderten Melatoninproduktion zusammen. Strahlenbiologen wollen auch herausfinden, ob Magnetfelder das Altern der Hautzellen beschleunigen können.

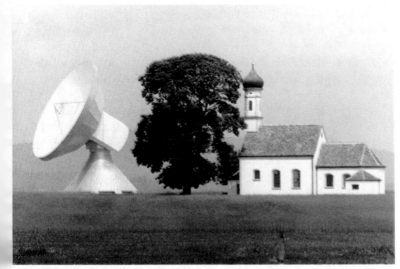

Radaranlagen, Satelliten und Relaisstationen erzeugen elektomagnetische Felder, die sich kaum abschirmen lassen. Sie durchdringen Metalle und Hauswände – und auch den menschlichen Körper.

Sind Strahlen eine Gefahr für Sie?

Bleiben Sie nicht zu lange vor dem Computer oder Laptop! Und motivieren Sie computerversessene Jugendliche zu ausreichenden Pausen.

● Kommen Sie am Arbeitsplatz nicht ohne elektrische Geräte – Computer, Rechenmaschine, Schreibmaschine, Kopierer – aus, und sind die Geräte den ganzen Tag eingeschaltet?

● Sind in Ihrer Wohnung Radio, Fernseher, Video und Küchengeräte wie der Mikrowellenherd stets mit der Steckdose verbunden oder gar auf Stand-by geschaltet?

● Heizen Sie mit Nachtspeicheröfen?

● Befinden sich Hochspannungsleitungen in unmittelbarer Nähe zu Ihrem Haus?

● Tragen Sie tagsüber oder auf Reisen häufig ein transportables Telefon oder einen Laptop bei sich?

● Stehen direkt neben Ihrem Bett Radiowecker, Babyphon, Nachttischlampen?

● Schlafen Sie in einem Metallbett, oder besitzt Ihre Matratze Metallteile?

● Benutzen Sie regelmäßig Heizkissen oder elektrische Wärmedecken?

● Befinden sich Halogenlampen, Leuchtstoffröhren oder Energiesparlampen direkt an Ihrem Arbeitsplatz?

Je mehr Fragen Sie mit Ja beantworten, um so mehr Elektrosmog haben Sie in Ihrer direkten Umgebung aufgebaut. Überlegen Sie, auf welche Geräte Sie verzichten können, halten Sie in Zukunft mehr Distanz zu elektrischen Geräten, und schalten Sie alle Geräte aus, die Sie nicht tatsächlich brauchen. Bedenken Sie, daß die permanente Erreichbarkeit dank Mobiltelefon und das Arbeiten am Laptop an allen passenden und unpassenden Orten oft weit mehr eine Mode- und Imagefrage ist als echte Notwendigkeit.

Mikrowellen – wenn Strahlen aus dem Herd entweichen

Mikrowellenherde stehen mittlerweile in fast jedem zweiten deutschen Haushalt. Sie sind gesundheitlich nicht unbedenklich, weil die Gefahr besteht, daß Wellen aus dem Gerät entweichen, die normalerweise in dem hochfrequenten elektrischen Wechselfeld des Garraums eingeschlossen sind.

Selbst wenn nur geringe Mengen der gefährlichen Mikrowellen den Menschen treffen, können sie die Gehirnfunktion stören und krankhafte Veränderungen im Gehirn auslösen, sie können das körpereigene Abwehrsystem schwächen, Krebszellen, vor allem bei Gehirntumoren, schneller wachsen lassen, den Kalziumionenaustausch im Gehirn irritieren, Verhaltensänderungen auslösen und nicht zuletzt genetische Veränderungen und Mißbildungen hervorrufen. Kurzum: Mikrowellen können sämtliche natürliche Abläufe im Körper stören, da auch diese niedrigintensiven, hochfrequenten elektromagnetischen Felder die Informationsübertragung im Nervensystem behindern und ablenken.

Damit keine Strahlen aus dem Gerät entweichen, sind Mikrowellenherde mit einem doppelten Sicherheitssystem ausgerüstet. Beim Öffnen der Tür schaltet das Gerät ab. Während des Betriebs ist die Strahlung durch Wände und Türen nach außen abgeschirmt. Darüber hinaus unterliegen die Geräte strengen Sicherheitsnormen.

Wer bereits beruflich viel mit elektrischen Geräten umgeht, sollte seinen Privatbereich elektrisch bereinigen. Vieles ist überflüssig!

Von technisch einwandfreien Geräten gehen, so beruhigt das Bundesamt für Strahlenschutz, weder Gefahren für Schwangere noch für Kleinkinder aus. Es bestehe auch kein erhöhtes Krebsrisiko. Lediglich Träger von Herzschrittmachern sollten einen Sicherheitsabstand von 30 Zentimetern zum Mikrowellenherd einhalten, da der Netztransformator des Gerätes ein niederfrequentes Magnetfeld erzeugt, das einige besonders empfindliche Schrittmacher stören kann.

Benutzer mobiler Telefone leben gefährlich

Lassen Sie Kinder und Jugendliche möglichst nicht mit Mobilgeräten telefonieren; und verzichten Sie auf schnurlose Haustelefone.

Für die mobile Kommunikation per Funktelefon werden Sendeanlagen gebraucht, die elektromagnetische Wellen aussenden. Nach Angaben der Betreiber liegt die Belastung innerhalb der strengen Grenzwerte der Strahlenschutzkommission – was Mobilfunkgegner nicht davon abhält, sich gegen diese Funktürme zu wehren. Schließlich sind schädliche Umwelteinflüsse für die Bevölkerung, so bestätigt ein richterlicher Beschluß des Hessischen Verwaltungsgerichtshofs von 1993, nach derzeitigem wissenschaftlichen Erkenntnisstand nicht auszuschließen.

Eine nicht zu unterschätzende Gefahr geht von den kleinen handlichen Mobilfunkttelefonen aus. Biophysiker haben herausgefunden, daß die Hochfrequenzstrahlen der tragbaren Empfangs- und Sendestationen vom Körper aufgenommen werden; sie können auf das zentrale Nervensystem einwirken und Grauen Star, Kopfschmerzen, Konzentrationsschwäche, Herzbeschwerden, Hörsturz, Ohrenpfeifen, Schlafstörungen, Stoffwechselstörungen, nervöse Unruhe und Verhaltensveränderungen hervorrufen.

Augen und Ohren sind besonders gefährdet

Die elektromagnetischen Wellen der leistungsstarken Mobiltelefone strahlen beim Telefonieren direkt in den Kopf ab. Selbst bei geringer Ausgangsleistung können die Strahlen die Gewebetemperatur des Benutzers erhöhen. Gefährdet sind besonders die Sinneszellen im Innenohr sowie der sensible Bereich der Augen, denn die feinen

Noch fehlt der wissenschaftliche Beweis

Das Bundesamt für Strahlenschutz räumt ein, daß gesundheitliche Gefahren auftreten können, wenn bestimmte Strahlenwerte überschritten sind. Im allgemeinen sollen die elektrischen und elektromagnetischen Felder jedoch so niedrig sein, daß gesundheitliche

Arterien im Auge sind nicht in der Lage, die höhere Temperatur durch körpereigene Thermoregulation auszugleichen.

Abstand halten!

Nur wenn die Mobiltelefone mit den überlicherweise zwei bis vier Watt Sendeleistung wenigstens drei Zentimeter vom Kopf entfernt gehalten werden, besteht kein Gesundheitsrisiko. Einen derartigen Sicherheitsabstand halten aber nicht alle Hersteller der Geräte für erforderlich. Bei den meisten Telefonen sei die Sendeleistung so gering, daß sie selbst den strengen Empfehlungen der deutschen Strahlenschutzkommission standhalten. Das gilt übrigens auch für das schnurlose Haustelefon, obwohl es ein Funktelefon ist. Mit seiner Leistung, die unter einem halben Watt liegt, wird es von den Produzenten als gesundheitlich völlig unbedenklich eingestuft. Bei den Mobiltelefonen mit höheren Sendeleistungen sei der empfohlene Abstand bei den neuen Modellen allein schon durch die Bauweise sichergestellt.

An der Medizinischen Universität Lübeck hat man nachgewiesen, daß Taktfrequenzen, wie sie beim Mobilfunk-D-Netz (217 Hertz) auftreten, das Gehirnstromfeld kurzfristig verändern. Der Mensch reagiert auf die zeitweisen Stimulationen, die als Signalveränderungen im Gehirnstromfeld mit dem Enzephalogramm (EEG) nachweisbar sind. Demnach werden zum Beispiel zwei Minuten anhaltende, direkte elektrische Reize am Handgelenk – sofern sie wiederholt erfolgen – im Kopf als Zeitfunktion gespeichert. Das heißt, es kommt zu Schwingungen im Gehirnstromfeld, die noch bis zu 15 Minuten nach dem Telefongespräch meßbar sind.

Achten Sie auf den Sicherheitsabstand bei Mobiltelefonen und Funkgeräten. Kaufen Sie nur Geräte, die den Strahlenschutzrichtlinien entsprechen.

Auswirkungen nicht nachzuweisen sind. Selbst dort, wo körperliche Beschwerden beobachtet werden, läßt sich nicht beweisen, daß der Elektrosmog krankmacht. Dennoch: Die Indizien mehren sich, daß zwischen niederfrequenten elektromagnetischen Feldern und gesundheitlichen Störungen und Krankheiten ein Zusammenhang besteht.

85

Um den Elekro-smog so gering wie möglich zu halten, sollten elektrische Geräte nach dem Gebrauch stets vom Stromnetz getrennt werden. Also: Stecker raus!

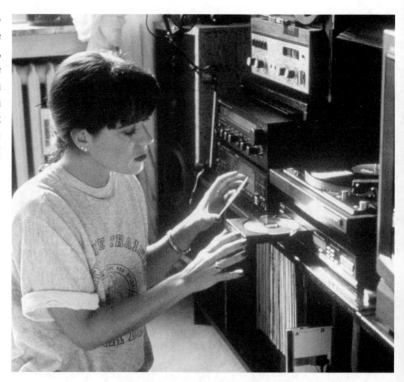

So hat zum Beispiel eine umfassende schwedische Studie 1992 untersucht, wie groß das relative Risiko für Kinder ist, an Leukämie – einer Krebsart, die vermehrt weiße Blutkörperchen produziert – zu erkranken, die in der Nähe von Hochspannungsleitungen wohnen und niederfrequenten magnetischen Feldern von 0,1 und 10 Mikrotesla ausgesetzt sind. Da die Magnetfelder – anders als die elektrischen Felder – nicht abgeschirmt werden können, werden sie auch im Innern der Häuser wirksam.

Experimente mit freiwilligen Versuchspersonen, Versuchstieren sowie an einzelnen Zellen und Gewebeteilen zeigen, daß die täglich auf jeden einzelnen einwirkenden, niederfrequenten elektromagnetischen Felder eine biologische und medizinische Wirkung haben. Störungen zeigen sich insbesondere bei elektrochemischen Vorgängen wie dem Übertragen von Signalen an die Zellmembran durch Kalziumionen. Beeinflußt wurden auch tierische und menschliche Lymphozyten, ebenso der Melatoninspiegel. Gefährdet scheinen vor allem die Menschen zu sein, die in der Nähe von Hochspannungsleitungen wohnen oder die berufsmäßig ständig Magnetfeldern ausgesetzt sind. Allerdings ist es auch möglich, daß andere Ursachen als die niederfrequenten elektromagnetischen Felder für die Erkrankungen verantwortlich sind. Solange die tatsächliche Wirkung der Strahlen nicht nachgewiesen werden kann, bleibt jeder noch so begründete Verdacht Spekulation.

Schützen Sie sich vor Elektrosmog

Während Sie sich den elektrischen Vorgängen in der freien Natur kaum entziehen können, sind Sie beim hausgemachten Elektrosmog in der Lage, einzugreifen und einige entscheidende Veränderungen in Ihrer nächsten Umgebung vorzunehmen. Denn die elektromagnetische Strahlenbelastung, die von den unterschiedlichsten elektrischen Geräten, Lampen, Leitungen und Anlagen in der eigenen Wohnung und am Arbeitsplatz ausgeht, läßt sich oft schon durch einfache Maßnahmen erkennen und verringern:

Elektrizität war eine gigantische Erfindung. Heute müssen wir aufpassen, daß die Strahlen nicht zu sehr die Umwelt belasten.

● Trennen Sie elektrische Geräte, die Sie nicht in Gebrauch haben, stets vom Stromnetz, indem Sie den Stecker aus der Steckdose ziehen.

● Verwenden Sie möglichst kurze Stromleitungen. Sie sollten immer dreipolig geerdet sein.

● Fest verlegte Kabel sollten nicht über alle Wände durch den ganzen Raum gezogen werden, sondern von der Hauptleitung weg stets den kürzesten Weg nehmen.

● Bei Neuinstallationen sollten nur abgeschirmte Kabel und Steckdosen mit Metallmantel verwendet werden, damit sich die Magnetfelder gegenseitig aufheben.

● Kaufen Sie möglichst nur Elektrogeräte, die ein geerdetes Metallgehäuse besitzen.

● Besonders praktisch ist ein »Fehlerstromschutzschalter« im Sicherungskasten. Er unterbricht die Stromzufuhr, falls aus defekten Kabeln Leckströme durch die Wände fließen.

● Wenn Sie genau wissen wollen, wie es um die Elektrifizierung Ihres Umfelds bestellt ist: Geobiologen und Umwelttechniker können mit speziellen Meßgeräten herausfinden, wie stark Ihre Wohnung »elektrifiziert« ist.

Elektrische Geräte galten lange als sauber und praktisch. Bei der heutigen Umweltbelastung aber ist an einem kalten Abend ein Vollbad gesünder als die Heizdecke!

● Verzichten Sie auf die Stand-by-Schaltung am Fernseher oder an der Radioanlage. Das spart nebenbei auch Strom.

● Da auch ein nicht eingeschalteter Fernsehapparat Strahlung abgeben kann, ist es sicherer, den Stecker aus der Steckdose zu ziehen, wenn Sie nicht fernsehen.

● Achten Sie bei der Neuanschaffung eines Computers darauf, daß er einen strahlungsarmen Bildschirm – am besten nach der schwedischen Norm MPRII – besitzt.

● Lassen Sie etwa alle vier Jahre die »Leckstrahlung« Ihres Mikrowellengerätes vom Kundendienst oder einem Prüfinstitut kontrollieren. Die Fachleute verfügen über Spezialmeßgeräte, die selbst winzige Mengen austretender Mikrowellenenergie aufspüren.

● Besitzer von Mobiltelefonen sollten zur Sicherheit bei Ausgangsleistungen bis zu 8 Watt einen Abstand zwischen Körper und Antenne von 20 bis 50 Zentimetern, bei höheren Ausgangsleistungen (bis zu 20 Watt) von 1 bis 2 Metern einhalten. Kurze Gespräche vermindern das Strahlenrisiko!

● Stellen Sie vorsichtshalber in nächster Nähe zum Bett keine elektrischen Geräte wie Fernseher oder Radiowecker auf. Halten Sie zu Stromkabeln, Leuchtstofflampen und Elektrokleingeräten wie Lampen, Babyphon oder Radiowecker einen Abstand von mindestens 2 Metern; der Fernseher sollte 3 bis 4 Meter vom Bett entfernt sein.

● Verwenden Sie Heizkissen oder -decken nur zum Anwärmen des Bettes, und ziehen Sie danach den Stecker aus der Dose. Von diesen elektrischen Bettwärmern geht eine starke Feldwirkung aus. Die umweltfreundliche Alternative heißt Wärmflasche.

● Ungenutzte Stromleitungen, die in der Nähe des Bettes verlaufen, sollten vom Stromnetz abgeklemmt oder freigeschaltet werden. Um ganz sicher zu gehen, daß nicht andere Stromleitungen die Wand unter Spannung setzen und elektrische Felder in die Wohnung abstrahlen, können die Wände mit einem speziellen Abschirmanstrich versiegelt werden. Informationen hierzu erhalten Sie bei der Internationalen Gesellschaft für Elektrosmog-Forschung, Rosenheim, Telefon 0171/6006821.

● An den Betten sollte möglichst wenig oder gar kein Metall verarbeitet sein. Messingbetten oder Matratzen mit Metallfedern bilden elektromagnetische Felder.

● Mit einem einfachen Test können Sie selbst feststellen, ob der Elektrosmog ein heimlicher Schlafräuber ist: Schalten Sie einige Tage lang vor dem Zubettgehen sämtliche Stromkreise aus – außer den unvermeidlichen Dauerstromverbrauchern wie Kühlschrank oder Heizung. Wenn Sie während dieser Zeit besser schlafen, spricht viel dafür, einen automatischen Netzfreischalter installieren zu lassen: Er wird in den Sicherungskasten eingebaut und sorgt abends dafür, daß in dem betreffenden Stromkreis keine Energie mehr fließt und schützt Sie somit vor elektromagnetischen Feldern. Sie können aber auch einfach die Sicherung für den jeweiligen Stromkreis abschalten beziehungsweise herausdrehen. Das hat den gleichen Effekt.

● Halten Sie bei Halogenlampen sicherheitshalber einen Abstand von 1 Meter ein, bei Energiesparlampen sollten es mindestens 2 Meter und bei Leuchtstoffröhren 2 bis 3 Meter sein.

● Achten Sie beim Kauf darauf, daß die Halogenlampen mit einer Glasscheibe abgedeckt sind. Sonst besteht die Gefahr, daß Sie sich beim Berühren der Lampe verbrennen.

● Verwenden Sie nur Lampen mit einem Filter, der Sie vor der UVB-Strahlung schützt.

● Falls tagsüber eine Lampe eingeschaltet sein muß, gilt die einfache Faustregel: Zwei Drittel des Lichts sollte durch das Fenster fallen, ein Drittel steuert die Lampe bei.

● Eine preiswerte und gesunde Abwechslung für Kunstlichtgestreßte ist der regelmäßige Weg vor die Tür. Das Tageslicht ist hundertmal heller als der beste ausgeleuchtete Innenraum.

● Wenn Sie ein Haus bauen oder beziehen wollen, sollte es sicherheitshalber einen Mindestabstand von etwa 200 Metern zu Hochspannungsleitungen haben. Elektrosmogforscher raten insbesondere jenen dringend davon ab, in der Nähe von Hochspannungsleitungen zu wohnen oder zu arbeiten, die einen Herzschrittmacher oder größere Metallteile – etwa eine Gelenkprothese – im Körper implantiert haben, die an ständig zu hohem Blutdruck oder einer gestörten Blutgerinnung leiden. Gefährdet sind auch Menschen, die ein Nervenleiden wie Multiple Sklerose, Trigeminus-Neuralgie oder Lähmungen haben. Den ständigen Aufenthalt nahe von Hochspannungsleitungen sollte nicht zuletzt meiden, wer ganz allgemein schwache Nerven hat oder wer wetterfühlig ist.

Sparen Sie Strahlen und Geld: Verzichten Sie auf alle nicht unbedingt notwendigen Lampen, arbeiten Sie am Fenster, und genießen Sie abends Kerzenschein.

Halogenlampen – strahlende Gefahrenquelle

Sie sind in Mode gekommen, die niedlichen kleinen Halogenlampen; doch sie schädigen die Haut wie ein Sonnenbrand.

Halogenlampen sind nicht ohne Gefahren, denn die Transformatoren dieser oft an Schnüren oder Drähten aufgehängten kleinen Niedervoltlämpchen strahlen – je nach Bauart – zum Teil sehr starke Magnetfelder ab. Am Institut für Baubiologie in Rosenheim hat man bei Messungen festgestellt, daß in der Nähe der Lampen mitunter vergleichbar starke Magnetfelder vorhanden sind wie im Nahbereich mittlerer Hochspannungsleitungen.

Ultraviolette Strahlung

Die modern gestylten Halogenlampen bergen noch ein weiteres Problem: Sie strahlen mehr ultraviolettes Licht im UVB-Bereich aus, als für die Haut gut ist. Halogenlampen sind mit speziellen Gasen gefüllt und erreichen dadurch höhere Temperaturen als herkömmliche Glühlampen, was das Licht fast verdoppelt.

Mit Kolben aus robustem Quarzglas versuchen die Hersteller, die größere Hitze zu kanalisieren. Bei höheren Temperaturen entsteht aber auch mehr kurzwellige ultraviolette Strahlung, die der Quarzkolben nicht mehr zurückhalten kann.

Verschiedene Messungen von der Bundesanstalt für Strahlenschutz haben unlängst ergeben, daß einige Lampen bereits nach 1 bis 3 Stunden über den Grenzwerten für UV-Strahlung liegen, die für einen Strahlungsabstand von 30 Zentimetern von der Weltgesundheitsorganisation empfohlen werden.

Pilze und Pollen – natürliche Luftverschmutzung

Blütenstaub von Bäumen, Gräsern und Pflanzen sowie Sporen von Hefe-, Schimmel- oder Mehltaupilzen sind etwas ganz Natürliches, und doch gehören sie zu den von vielen gefürchteten Luftverschmutzern, die unangenehme Reaktionen auslösen können. Wenn es draußen trocken und warm ist, schwirren diese winzigen Partikel durch

Auslöser von Sonnenbrand und Hautkrebs

Welchen Schaden ultraviolette Strahlen anrichten können, weiß jeder, der schon einmal einen Sonnenbrand hatte: Wer seiner Haut zuviel UV-Licht zumutet, muß mit Bindehautreizungen der Augen rechnen und mit Hautreizungen von einer leichten Rötung bis zu Bläschenbildung und einer sich abschälenden Haut. Am schwerwiegendsten ist jedoch die Gefahr, in späteren Jahren Hautkrebs zu bekommen.

Energiesparlampen

Auch Energiesparlampen können gefährlich werden. Sie strahlen Mikrowellen in der Größenordnung eines eingeschalteten Mikrowellenherdes ab.

Leuchtstoffröhren

Schon längere Zeit stehen Leuchtstoffröhren im Verdacht, eine schädliche Wirkung zu haben. Dabei handelt es sich nicht nur um leichte Störungen wie Augenbrennen, Kopfschmerzen, Müdigkeit, Nervosität und Reizbarkeit, sondern auch die Alzheimersche Krankheit, die mit einem zunehmenden Verlust des Gedächtnisses einhergeht. Auch die Bildung bösartiger Hautgeschwülste werden mit den Leuchtstoffröhren in Zusammenhang gebracht.

Als eine der Hauptursachen gilt der sogenannte stroboskopische Flimmereffekt von 100 Hertz. Da sich die Lampe hundertmal pro Sekunde ein- und ausschaltet, ist von einer massiven Wirkung auf das vegetative Nervensystem auszugehen. Auch das verzerrte elektromagnetische Mischstörfeld soll hier eine Rolle spielen.

die Luft und erreichen jeden. Robuste Naturen werden leicht damit fertig, während empfindliche oder gesundheitlich Angeschlagene ihrem Angriff oft nicht gewachsen sind. Ihr Organismus antwortet mit einer übersteigerten Abwehrreaktion.

Das kann ernste Folgen haben: Inhalierte Pilzsporen infizieren den Atemtrakt und dringen von dort tiefer in den Körper ein. Außer Infektionen können Pilzsporen auch allergische Reaktionen hervor-

Die schönsten Blumen, Wiesengräser und auch Bäume verstreuen Blütenpollen in die Luft, die Allergien auslösen: Heuschnupfen.

rufen – häufig mit typischen Heuschnupfensymptomen wie laufender Nase, anhaltendem Schnupfen, Niesanfällen, juckenden, tränenden und manchmal geröteten Augen sowie Lichtempfindlichkeit. Manchmal kommen Beschwerden in den Nebenhöhlen und im Gehörgang sowie asthmaartige Hustenanfälle hinzu. Wer bereits allergisch veranlagt ist, eine geschwächte Immunabwehr hat oder körperlich und seelisch angegriffen ist, der ist am ehesten betroffen.

Die Empfindlichkeit auf ganz natürliche Stoffe nimmt immer mehr zu. Wer auf Pollen allergisch ist, sollte im Frühjahr Wiesen und Wälder meiden.

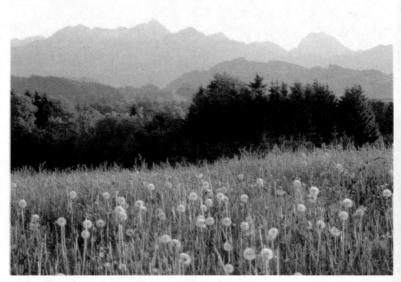

Schadstoffe und Pollen arbeiten zusammen

In den letzten Jahren haben die Pollenallergien drastisch zugenommen. Fast jeder zehnte Bundesbürger leidet an einer Pollenallergie. Allergologen machen die Schadstoffe in der Luft – besonders die Autoabgase – dafür verantwortlich, die nachweislich zu einer größeren Pollendichte, vor allem in der Großstadtluft, geführt haben. Sie bewirken, daß winzige Allergenpartikel aus den Pollen freigesetzt werden. Und sie können tiefer in die Atemwege eindringen als die Pollen selbst, damit belasten sie Allergiker ungleich stärker. An manchen Tagen schwirren 5600 verschiedene Pollen pro Kubikmeter durch die Luft – und vier einzelne sind bereits in der Lage, eine Allergie auszulösen.

Kreuzreaktionen und Kreuzallergien

Wer immer wieder im Frühjahr unter Heuschnupfen leidet, sollte einen Allergietest durchführen lassen und in Zukunft – soweit es geht – die entsprechenden Pollen meiden. Zugleich sollten Sie in dieser Zeit einige Lebensmittel vom Speiseplan streichen, durch die es zu unliebsamen Kreuzreaktionen kommen kann. Das gilt auch für alle anderen Allergien, die von Pollen ausgelöst werden.

Pollenart	*Meiden Sie*
Pollen von Bäumen und Sträuchern (Birke, Erle, Haselnuß)	Nüsse, vor allem Haselnüsse (auch in Süßigkeiten und Brotaufstrichen)
Gras- und Getreidepollen	Getreideprodukte, Mehle, Kleie
Kräuter- und Blumenpollen	Kräutertees (vor allem Kamille), pflanzliche Arzneien, Gewürze, Gemüse

Die Pollen haben ihren Flugrhythmus auf das Stadtleben eingestellt. Während sie früher in den Morgenstunden die Luft verschmutzten, sind sie heute in den Städten selbst abends und nachts noch unterwegs – und stets befrachtet mit Schadstoffen. Tauchen die so belasteten Pollen in der Nasenschleimhaut des Allergikers auf, lösen sie nicht nur eine heftige Abwehrreaktion aus, sondern greifen auch die Schleimhaut an und verändern sie. Mit der Folge, daß der geplagte Allergiker noch anfälliger wird. Darüber hinaus besteht die Gefahr, daß der Organismus früher oder später auch auf andere Stoffe übermäßig reagiert, zum Beispiel auf Nahrungsmittel. Derartige »Kreuzallergien« kommen bei botanisch verwandten Pflanzen wie Birkenpollen und Haselnüssen vor. Außerdem kann der Heuschnupfen von den oberen Atemwegen in die Bronchien übergreifen und ein gefährliches Asthma verursachen.

Erst belasten Schadstoffe die Atemwege, und plötzlich löst fast jeder alltägliche Stoff eine allergische Reaktion aus – selbst Lebensmittel.

Vorsicht bei Allergien!

*Haben die Eltern eine
Allergie, dann ist die
Möglichkeit leider
sehr groß, daß auch
die Kinder allergisch
reagieren.*

Allergische Reaktionen können im Laufe der Zeit zunehmen. Dann reagiert der Körper auch auf andere Stoffe extrem – auf Pflanzenpollen, Tierhaare, Haustaubmilben oder bestimmte Lebensmittel – was schließlich zu erheblichen gesundheitlichen Beeinträchtigungen führt. Denn nicht selten wechselt die Erkrankung von der triefenden Nase und den brennenden Augen in die tiefergelegenen Bronchien und in die Lunge.

Deshalb sollten Sie schon beim ersten Anzeichen, wie länger anhaltendem Schnupfen, Reizungen der Augenbindehaut oder Atemproblemen, zum Arzt gehen. Bedenken Sie, daß viele Beschwerden, die für eine allergische Erscheinung gehalten werden, auch für andere Krankheiten typisch sind. Die tatsächliche Ursache Ihres Problems kann nur ein Arzt klären.

Allergiker reagieren extrem

Das Martyrium der Allergiker beginnt im Frühling, sobald der Wind die ersten der fast 4000 verschiedenen Blütenpollenarten über das Land trägt. Es gibt kaum einen Platz, an dem Allergiker von ihnen verschont bleiben. Erst wenn Regen fällt, binden die Tropfen die winzigen Pollen – bis beim nächsten schönen Wetter ein neuer Angriff auf die Schleimhäute beginnt.

Von dort wandern sie in die Blutbahn. Der Organismus versucht die Eindringlinge abzuwehren, indem er Antikörper der Gruppe Immunglobuline bildet. Sie heften sich an die Zellen und warten, bis ein weiteres Allergen erscheint. Dann warnen sie den Organismus und aktivieren die körpereigenen Abwehrkräfte. Der Körper versucht nun, mit Niesen und Schnupfen die Pollen zu vertreiben. Wenn die Nase ohne Unterlaß läuft, die Mund- und Rachenschleimhäute gereizt sind und die ständig mit Sekret gefüllten Nebenhöhlen Kopfschmerzen bereiten, dann ist der Abwehrkampf in vollem Gang. Bei vier von fünf Heuschnupfenkranken zeigen sich vorwiegend Symptome an der Nase. Bei jedem fünften jucken und tränen die geröteten Augen.

Sind Blütenpollen und Pilzsporen eine Gefahr für Sie?

- Haben Sie im Frühjahr stets eine verschnupfte Nase, jukkende und tränende Augen und lästige Niesanfälle?

- Kommen die Augenbeschwerden, Nies- und vielleicht auch Hustenanfälle gehäuft nach einem Aufenthalt im Freien?

- Sind Ihre Augen lichtempfindlich?

- Leiden Sie öfter an Nasennebenhöhlenbeschwerden, ohne sich erkältet zu haben?

- Haben Sie Atemprobleme?

- Ist Ihre Körperabwehr – vielleicht durch eine längere Krankheit oder Überanstrengung – geschwächt?

- Leben Sie in einer Großstadt?

- Halten Sie sich oft in verkehrsreichen Straßen mit hoher Abgaskonzentration auf?

Blüten- und Baumpollen reizen nicht nur die Atemwege, sondern können auch Hauterkrankungen auslösen: Neurodermitis.

Sollten Sie auf mehrere Fragen mit Ja geantwortet haben, dann ist eine Allergie auf Blütenpollen oder Pilzsporen möglich, und Sie sollten einen Allergiestest durchführen lassen. Nur wenn Sie wissen, gegen welche Stoffe Sie allergisch sind, können Sie sich schützen und die unangenehmen Beschwerden vermeiden.

Hilfe bei Pollen und Pilzen

- Lassen Sie die Fenster nachts geschlossen, denn viele Pollen – wie die Birkenpollen – fliegen in der Nacht oder in den frühen Morgenstunden.

- Benutzen Sie im Auto einen Pollenfilter, oder schalten Sie während der Fahrt die Lüftung aus. Auch im Auto sollten Sie die Fenster geschlossen halten.

● Meiden Sie in der Pollensaison Wiesen, auf denen gerade gemäht wird, aber auch Wälder. Die Blätter der Bäume halten den Blütenstaub fest. Wenn es geregnet hat, können Sie unmittelbar danach gefahrlos durch den Wald wandern.

● Ideal ist ein Aufenthalt im Küstengebiet, weil der Wind den Blütenstaub meist zum Land hin weht.

Machen Sie Ihre Wohnung pilz- und pollensicher! Schimmelpilze wachsen unentdeckt hinter Schränken und Regalen.

● Denken Sie bei Ihrer Urlaubsplanung daran: Im Süden beginnt die Blütezeit ein bis zwei Monate früher, im Hochgebirge einen Monat später.

● Ein Klimagerät, das feinen Blütenstaub und andere Allergene wie Pilzsporen aus der Luft herausfiltert, kann den Aufenthalt im Haus erträglicher machen. Im Schlafzimmer aufgestellt, kann sich Ihr Immunsystem nachts regenerieren und stabilisieren.

● Wenn Sie extrem empfindlich sind, spannen Sie sich einen Mikrofließ vor den Mund, wenn Sie das Haus verlassen. Es hält die Pollen aus der Atemluft zurück: »Air clean« (Apotheke.)

● Duschen Sie sich von Kopf bis Fuß ab, bevor Sie sich schlafen legen, damit die Pollen nicht mit ins Bett wandern und Sie dort quälen.

● Versuchen Sie vorbeugend diese Nasenspülung: Abwechselnd durch das linke und rechte Nasenloch mehrmals kaltes Wasser hochziehen und kurz durchatmen. Das ist anfangs etwas unangenehm, aber es kräftigt die Schleimhäute und erhöht ihre Abwehrkraft.

● Bei allergisch entzündeten Augen hilft das Augentrostkraut. Tränken Sie ein Tuch mit Tee, und legen Sie es als warme Kompresse auf die Augen. Fenchel, die Kanadische Gelbwurzel und die Ringelblume sind für Kompressen ebenfalls geeignet.

● Trinken Sie keine Instanttees, denn manche enthalten ein eiweißhaltiges Trägermaterial, das Allergien verstärken kann.

● Vermeiden Sie Nahrungsmittel, die viel Histamin enthalten. Dazu gehören Fische mit dunklem Fleisch und reifer Käse. Erdbeeren und Tomaten regen den Körper dazu an, viel Histamin auszuschütten. Zusammen mit anderen Hormonen bewirkt Histamin die allergische Entzündung, bei der beispielsweise die Nase läuft und die Haut juckt.

● Falls Sie bereits unter Allergien leiden, sollten Sie bei Müsli oder Vollkornbrot zurückhaltend sein. Denn Nahrungsmittelallergien werden vor allem durch Naturprodukte ausgelöst. Pollenallergiker sind besonders gefährdet.

● Bei Heuschnupfen hat sich diese Teemischung bewährt: Zwei Teile Holunderblüten und je ein Teil Augentrost, kanadische Gelbwurzel und Meerträubchen. Der Tee sollte schon einige Wochen vor dem erwarteten Pollenflug getrunken werden, damit die antiallergischen Substanzen rechtzeitig wirksam werden.

● Empfohlene Vitamingaben bei allergischen Schnupfenanfällen und Hautjucken: Vitamin B-Komplex zweimal täglich, jeweils 1000 Milligramm Pantothensäure und Vitamin C dreimal täglich in Tablettenform oder als Brausepulver. Den unangenehmen Juckreiz kann eine Vitamin-E-Creme, direkt auf die Haut aufgetragen, lindern.

● Vitamin A wirkt nicht nur bei der Behandlung vieler Augenkrankheiten, es stärkt auch die Widerstandskraft gegen Atemwegserkrankungen. Die besten natürlichen Quellen sind Lebertran, Leber, Karotten, grüne und gelbe Gemüsesorten, Eier, Milchprodukte, gelbes Obst wie Aprikosen. Am besten wirkt das Vitamin zusammen mit den Vitaminen des B-Komplexes, mit Vitamin D und E sowie Kalzium, Phosphor und Zink.

● Vitamin B15, die Pangamsäure, soll bei Angina pectoris und Asthma die Symptome lindern, nach Erschöpfungszuständen die Erholung beschleunigen und das Immunsystem anregen. B15 steckt vor allem in Bierhefe, unpoliertem Reis, Vollkorn, Kürbiskernen und Sesamkeimen.

● Nehmen Sie regelmäßig Kalzium ein. Dieser Mineralstoff hat eine stabilisierende Wirkung auf die Zellen und kann allergische Reaktionen lindern. Praktisch und gut zu dosieren sind Brausetabletten, die in Wasser aufgelöst werden.

● Homöopathische Mittel können die Widerstandskraft gegen die Allergene kräftigen und bei akuten Anfällen Erleichterung bringen, so etwa das Heuschnupfenmittel DHU (enthält Luffa operculata D4, Galphimia glauca D3 und Cardiospermum D3) oder Arsenicum album D12. Wenn die Nase läuft und die Augen stark tränen: Allium cepar D6, bei trockener Nase und brennenden, entzündeten Augen: Euphrasia D6. Bei starker Reizung der Bindehäute: Galphimia glauca D4. Die Mittel innerlich anwenden, nicht ins Auge träufeln! Bei jukkendem Hautausschlag: Cardiospermum-Salbe DHU auf die betreffenden Stellen auftragen.

● Akupressur ist gegen Heuschnupfen dann am wirksamsten, wenn sie einige Wochen vor der gefährlichen Zeit begonnen wird: Die beiden wichtigsten Punkte liegen rechts und links neben der Nasenwurzel. Mit Daumen und Zeigefinger gleichzeitig dreimal am Tag, etwa eine halbe Minute, fest massieren.

Vermeiden Sie im Frühjahr ausgedehnte Spaziergänge und Radtouren durch Parks und Wiesen, und verzichten Sie in diesen Wochen in der Wohnung auf Blumen.

Pollenflugvorhersage

Falls Sie wissen, auf welche Pollen Sie allergisch reagieren, dann kann Ihnen der Pollenflugkalender die Zeiten nennen, in denen die Allergene durch die Luft schwirren. So können Sie sich auf die gefährlichen Wochen einstellen, indem Sie den direkten Kontakt mit den entsprechenden Blütenpflanzen vermeiden, sich häufiger im Haus aufhalten und rechtzeitig vorbeugende Maßnahmen in Angriff nehmen.

Die Pollenflugvorhersage können Sie unter der Rufnummer 0190/11 54 80 des Wetterdienstes für Deutschland abhören. Dort erfahren Sie die Vorhersage und Durchwahlnummern für die einzelnen Bundesländer.

Das Wort »Umweltverschmutzung« kennt jeder. Aber vielen ist noch gar nicht bewußt, daß auch die eigene Wohnung voller Gift stecken kann.

Vor den Pilzsporen, die überall gegenwärtig sind und ebenfalls mit der Atemluft in den Organismus gelangen, warnt kein Flugkalender – und es hilft auch nichts, Fenster und Türen fest zu verschließen. Im Gegenteil! Bestimmte Pilze gedeihen und vermehren sich bevorzugt in ungelüfteten, muffigen Räumen. Um sich gegen Pilze zu wappnen, gibt es nur die bewährte Strategie, die körpereigenen Abwehrkräfte zu stärken. Dazu eignen sich all die vorbeugenden Maßnahmen, mit denen Sie sich gegen Wetterfühligkeit abhärten (Seite 144). Falls Sie bereits unter Pilzen leiden, kann neben wirksamen Medikamenten auch eine spezielle Pilzdiät helfen (Literatur, Seite 191).

Umwelt- und Wohngifte – Gefahr in nächster Nähe

Die meiste Zeit des Lebens ist jeder einem Klima ausgesetzt, das er selbst am besten beeinflussen kann: dem Mikroklima in Wohn- und Arbeitsräumen. Doch damit steht es nicht immer zum besten. Manch einer lebt – ohne es zu wissen – in Räumen, deren Klima von gesundheitsgefährdenden Stoffen belastet ist.

Meist ist die Belüftung nicht optimal, chemisch produzierte und damit ungesunde Baumaterialien wurden verwendet, das Mobiliar ist aus Kunststoff statt aus Vollholz, die Lärmbelästigung ist unüberhörbar. Wohnen kann krank machen! Aber kaum einer ist sich der Umweltgifte wie Formaldehyd, der chemischen Lacke und Kunstfaserteppichböden in seiner nächsten Umgebung bewußt. Und kaum ein Hobbykoch ahnt, daß er in einer Giftküche steht, in der der Gasherd mehr Stickoxid und Kohlendioxid produziert, als auf der Straße gemessen werden kann.

Kunststoff ist praktisch, abwaschbar, leicht zu pflegen und billiger als viele Naturmaterialien. Doch er strömt – manchmal sogar riechbar – ungesunde Gase aus.

Oft geben die Farben, Tapeten und Teppiche, die Möbel und Gardinen ihre schädigenden Gase und Dämpfe nur in geringen Mengen ab – das allerdings über viele Jahre. Deshalb fällt die Belastung zunächst kaum auf, und anfängliche Beschwerden sind gering. Da etliche Schadstoffe obendrein geruchlos sind, kann sie niemand wahrnehmen. Mediziner schätzen, daß fast 80 Prozent aller Umweltkrankheiten Folgen hausgemachter Innenraumbelastung sind. Die Symptome, über die die umweltgeschädigten Patienten klagen, sind: Kopfschmerzen, ständige Müdigkeit, Schwindel, Übelkeit, Konzentrationsstörungen, Durchfall, Brechreiz, Augenbrennen, Luftnot und Haarausfall.

Vorsicht: Hausstaubmilben!

Allergiker haben zu Beginn der Heizsaison besonders zu leiden: Sie werden von der Hausstaubmilbe und ihren Ausscheidungsprodukten gequält. Das macht sich mit tränenden Augen, Nies- und Hustenanfällen und eventuell sogar mit Asthmaanfällen bemerkbar. Die lästigen Spinnentierchen, die sich von menschlichen und tierischen Hautschuppen sowie von Schimmelpilzen ernähren, vermehren sich zwar am liebsten, wenn die Luftfeuchtigkeit hoch ist, doch den Allergikern machen sie am meisten zu schaffen, wenn sie bei geringer Luftfeuchtigkeit absterben. Die Milbenexkremente, die dann zerfallen und sich mit dem Hausstaub überall niederlassen, werden von der Heizungsluft aufgewirbelt und mit der Atemluft inhaliert.

Luftfeuchtigkeit – nicht zu feucht und nicht zu trocken!

Stellen Sie im Winter Wasserschalen auf die Heizung zur Verdunstung. Wer mag, kann wohlriechende Pflanzenöle zufügen.

Die energiesparende Bauweise, die aus ökonomischen und ökologischen Gründen propagiert wird, macht es möglich: Wärmedämmende Baumaterialien und dicht versiegelte Fenster und Türen sorgen dafür, daß in den geschlossenen Räumen ein deutlich anderes Klima herrscht als draußen. Die Temperaturen bei Tag und Nacht, im Sommer wie im Winter schwanken nur mäßig. Und die Luftfeuchtigkeit ist relativ niedrig. Wenn dann im Winter geheizt wird, ist der Kontrast zwischen Außen- und Innenluft am größten.

Das trockene »Wüstenklima« mit einer Luftfeuchtigkeit von unter 30 Prozent wirkt sich negativ auf die Gesundheit aus. Dabei ist das Unwohlsein und die trockene spröde Haut noch das kleinere Übel. Weitaus kritischer ist die Austrocknung der Schleimhäute im Nasen-, Rachen- und Bronchialtrakt und die damit zunehmenden Virusinfektionen. Denn die Erkältungsviren sind bei trockener Luft weitaus aktiver. Sie verlieren erst bei mehr als 50 Prozent relativer Luftfeuchtigkeit ihre Ansteckungsfähigkeit.

Die geringe Luftfeuchtigkeit verändert aber auch das Ionengleichgewicht der Luft, so daß der Anteil an ionisiertem Sauerstoff abnimmt und die Oberflächen verschiedener Materialien sich verstärkt elektrostatisch aufladen – was wir an den unangenehmen »Entladungen« häufig zu spüren bekommen.

Ist andererseits die Luftfeuchtigkeit hoch, schwirren weniger Krankheitskeime umher, und die Schleimhäute bleiben feucht. Aber die Gesundheit ist nun auf andere Weise bedroht: Die Körperwärme kann nicht genügend verdunsten und an die Umgebungsluft abgegeben werden. Man schwitzt und verliert damit Körperwärme, was den Körper für Rheuma anfällig machen kann. Weil die Hornhaut bei hoher Luftfeuchtigkeit aufweicht, läuft man zudem Gefahr, sich leichter mechanisch zu verletzen. Außerdem nimmt der elektrische Hautwiderstand ab, was im Umgang mit elektrischen Geräten riskant werden kann. Wenn sich Pilze an den feuchten Wänden angesiedelt haben, deren mikroskopisch kleine Sporen in der Luft umherfliegen und in die Atemwege gelangen, kann das zu allergischen Reaktionen führen und bei geschwächtem Immunsystem gar zu größeren gesundheitlichen Folgen.

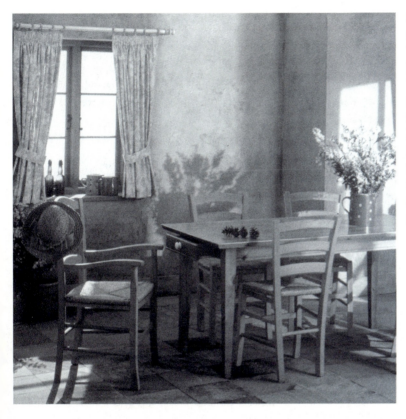

Sorgen Sie zu Hause für ein gesundes Wohnklima. Behandeln Sie Möbel, Wände und Decken nur mit schadstofffreien Lacken und Farben, lüften Sie häufig, und achten Sie auf genügend feuchtigkeitsspendende Zimmerpflanzen.

Regulieren Sie die Luftfeuchtigkeit

● Die optimale Luftfeuchtigkeit liegt bei 50 bis 60 Prozent. Mit einem Hygrometer können Sie die Luftfeuchtigkeit kontrollieren.

● Bei trockener Heizungsluft reichen Tonröhren zum Wasserverdunsten nicht aus, um genügend Feuchtigkeit zu erzeugen. In einem mittleren Raum fehlen im Winter oft mehrere Liter Luftfeuchtigkeit. Hier können elektrische Luftzerstäuber, -verdampfer oder -verdunster helfen. Kombinationsgeräte, die die Luft auch reinigen und negative Ionen erzeugen, sind vor allem dann sinnvoll, wenn Sie zu allergischen Reaktionen neigen. Auch an Tagen mit starker Ozon- oder Smogbelastung, wenn die Fenster besser geschlossen bleiben sollten, sind Luftfiltergeräte von Vorteil. Informieren Sie sich vor einem Kauf von elektrischen Luftreinigern bei Verbraucherberatungen oder in Testzeitschriften.

● Stellen Sie grüne Zimmerpflanzen auf, die nachweislich luftverbessernde Eigenschaften besitzen.

● Die preiswerteste und zuverlässigste Art, muffige Raumluft zu verbessern: Öffnen Sie die Fenster täglich mindestens 5 bis 10 Minuten, damit Ihre Wohnung gut gelüftet ist. Auf Dauerbelüftung gekippte Fenster sorgen nicht so gut für eine ausreichende Sauerstoffversorgung!

● Stellen Sie Ihre Möbel so, daß die Luft im Zimmer gut zirkulieren kann.

● Küchendüfte und -schwaden sollten über einen Dunstabzug nach draußen geleitet werden. Wenn das nicht möglich ist, setzen Sie ein elektrisches Umluftgerät mit Luftreinigungs- und Fettfilter ein.

● Entsorgen Sie Küchenabfälle sofort. Es bilden sich sonst schnell (Schimmel-) Pilze und Keime, die in der Luft bleiben.

● Die Wohnräume sollten frei von Schimmel sein. Entfernen Sie feuchte Stellen hinter Schränken und Tapeten, verspachteln Sie Risse in den Wänden.

● Gegen das Austrocknen der Nasenschleimhäute hilft ein pflanzliches Nasenöl (Apotheke), das mit den Vitaminen A und E, Zitronen- und Orangenöl angereichert ist. Es beugt Schädigungen der Schleimhaut vor und wirkt desinfizierend.

Die hausgemachte Luftverschmutzung

Herrscht in den Räumen ein trockenes »Wüstenklima« mit lediglich 30 Prozent Luftfeuchtigkeit, dann trocknen Haut und Schleimhäute aus.

Längst nicht nur die großen Chemieindustrien und Fabriken, die die Umwelt- und Wohngifte mitsamt den Möbeln frei Haus liefern, sind für die Luftverschmutzung verantwortlich. Der Mensch selbst verschmutzt seine eigene Atemluft durch Hautausdünstungen, Ausatmung, abgegebene Gerüche und Keime. Allein durch den Sauerstoffverbrauch beim Atmen verändern wir die Beschaffenheit der Raumluft. Denn der ausgeatmete Anteil an Kohlendioxid kann in einem gut abgedichteten Raum schon nach kurzer Zeit enorme Werte erreichen. Wenn sich das Verhältnis von Kohlendioxid zu Sauerstoff ungünstig verschiebt, folgt zunächst Müdigkeit, Unwohlsein, die Konzentration läßt nach, und der Kopf schmerzt. Das kann bis zu schweren Vergiftungserscheinungen führen und sogar tödlich ausgehen, falls mehr als 10 Prozent Kohlendioxid in der Atemluft sind.

Gewaltige Mengen von Kohlendioxid werden durch offenes Feuer oder die Zündflamme eines Gasboilers erzeugt, wenn der Abzug nicht

Tips für Allergiker

● Halten Sie die Luftfeuchtigkeit unter 50 Prozent. Damit bekämpfen Sie die Hausstaubmilben, die Sie nie ganz beseitigen können, am ehesten. Denn die mikroskopisch kleinen Krabbler fühlen sich in warmen Räumen bei einer Luftfeuchtigkeit von 60 bis 70 Prozent am wohlsten.

● Lüften Sie nur bei trockenem Wetter – und an verkehrsreichen Straßen nur außerhalb der Stoßzeiten.

● Wählen Sie Synthetik anstelle von Naturfasern. Teppichböden aus synthetischen, wasserabweisenden Chemiefasern entziehen den Milben, die sich am liebsten in feuchtigkeitsspeichernden Stoffen wie Baumwolle aufhalten, den Lebensraum.

● Auch die Bettwäsche sollte aus synthetischem Material sein, das weniger Feuchtigkeit aufnimmt, denn die Hausstaubmilben fühlen sich besonders wohl, wenn ihnen die menschliche Körperwärme und Schweißabsonderungen ein ideales feuchtwarmes Bett bieten.

● Über die Matratze kann ein spezieller Bezug gelegt werden, der für die Hausstaubmilbe undurchlässig, aber dennoch atmungsaktiv und temperaturausgleichend ist (Apotheke).

● Entfernen Sie alle Staubfänger wie Teppiche, Felle und Bettvorleger aus dem Schlafzimmer. Es ist besonders wichtig, den Schlafbereich zu reinigen, schließlich dient er zur Regeneration verbrauchter körperlicher und geistiger Energie.

● Streuen Sie auf die Erde von Blumentöpfen etwas Vogelsand, das beugt dem Schimmelpilzbefall vor.

● Verwenden Sie beim Staubsaugen ein modernes Gerät mit Feinstaubfilter. Ältere Modelle halten lediglich den groben Staub im Beutel zurück und blasen den feinen Staub samt Milbenexkrementen hinten wieder hinaus. Eine saubere und gleichzeitig praktische Lösung sind zentrale Hausstaubanlagen mit speziellen Filtersystemen.

Wer immer wieder unter Allergien leidet, sollte einen Allergietest durchführen lassen und in Zukunft die gefährlichen Stoffe rigoros meiden.

richtig funktioniert. Bei Gasherden entwickelt sich besonders viel Stickoxid. Unter Umständen wird sogar Formaldehyd an die Raumluft abgegeben. Darüber hinaus setzt jede Verbrennung Stickoxide und Spuren von Kohlenmonoxid, Schwefeldioxid und unvollständig verbrannte Kohlenwasserstoffe frei. Unter dieser hausgemachten Luftverschmutzung haben in erster Linie wieder einmal die Kinder zu leiden. Sie erkranken in Räumen mit Öl-, Kohlen- oder Gasöfen dreimal häufiger an den Atemwegen als Jungen und Mädchen, deren Zimmer zentral- oder ferngeheizt werden. Die erhöhte Konzentration von Ruß- und Staubteilchen sowie Schwefeldioxid gefährdet besonders die allergisch Veranlagten.

Zigaretten schenken weder die große Freiheit der Werbeversprechungen, noch fördern sie die Konzentration.

Raucher tragen den Hauptanteil an der heimischen Luftverpestung. Tabakrauch enthält neben Nikotin, Teerstoffen und Kohlenmonoxid noch über 3000 chemische Substanzen, darunter 30 verschiedene krebserzeugende Stoffe wie Cadmium, Formaldehyd, Plutonium und Polonium. Im sogenannten Nebenstromrauch, der bei glimmenden Zigaretten, Zigarren und Pfeifen entsteht, sind nach der Deutschen Forschungsgemeinschaft mehr Giftstoffe in einer höheren Konzentration enthalten als in dem Hauptstrom, den Raucher einatmen. Aus gutem Grund wurde der passiv inhalierte blaue Dunst als gesundheitsgefährdender Arbeitsstoff in die Liste mit den »Maximalen Arbeitsplatz-Konzentrationswerten« aufgenommen.

Klimaanlage – Luftverbesserer oder Bazillenschleuder?

Eine Klimaanlage könnte die ideale Antwort auf das Problem Luftverschmutzung sein. Sie überwacht Temperatur, Feuchtigkeit und Verschmutzung und hält sie unter Kontrolle. Jetzt existieren neue Luftfiltergeräte, die allergisierende Partikel und nahezu sämtliche Wohngifte aus der Innenluft herausfiltern können. Sie arbeiten mit mehrfach hintereinander geschalteten Kohlefiltern und können in einer Stunde etwa 600 Kubikmeter Luft umwälzen und reinigen. Damit wird die Raumluft fünf bis achtmal von schädlichen Chemikalien, Gasen und Stäuben befreit. Die Filtergeräte können mit einer Klimabox gekoppelt werden, die über das Fenster unablässig frische Außenluft ansaugt, filtert und temperiert. Doch leider verlernt der Körper bei ständigem Aufenthalt in vollklimatisierten Räumen, sich den wechselnden natürlichen Witterungsbedingungen anzupassen, was zu einer verstärkten Wetterfühligkeit führt.

Klimaanlagen machen krank!

Wer in klimatisierten Räumen lebt und häufig über Hautausschlag, Mundallergien oder tränende Augen klagt, sollte die Räume gründlich saubermachen lassen. Diese Symptome eines »Sick-Building-Syndrom«, einer Gebäudekrankheit, werden durch eine Bakterienart ausgelöst, in deren Zellwand Endotoxin steckt. Dieses Gift wird beim Absterben der Bakterien freigesetzt und löst allergische Reaktionen aus. In einer derartig belasteten Luft werden sechs- bis siebenmal höhere Konzentrationen von Endotoxin gemessen als normalerweise. Wird die Luft durch eine Klimaanlage feucht gehalten, können sich die Bakterien besonders gut vermehren. Auch Legionellen können sich in dem mäßig warmen Wasser der Klimaanlagen vermehren, wenn die Anlage nicht permanent in Betrieb ist. Die Erreger (Legionella pneumophila) werden mit den versprühten Wassertröpfchen eingeatmet, sobald die Anlage angeschaltet wird. Die Legionellen lösen eine Art Lungenentzündung, die erst seit 1976 bekannt ist, aus. Die typischen Symptome wie Kopfschmerzen, Muskel- und Bauchschmerzen, Durchfall und trockener Husten, treten innerhalb einer Woche nach der Ansteckung auf. Danach entwickelt sich eine Lungenentzündung mit hohem Fieber, Schüttelfrost, Schleimauswurf, Benommenheit und manchmal auch Delirium.

Klimaanlagen, die vor 1979 installiert wurden, müssen gründlich gewartet werden, weil hier die Gefahr besteht, daß krebserregende Asbestfasern entweichen. Eine relativ häufige Nebenwirkung der künstlich klimatisierten Raumluft ist das trockene Auge. 6 bis 8 Millionen Deutsche klagen über ständiges Brennen oder ein Fremdkörpergefühl in den Augen. Die durch Klimaanlagen erzeugte Zugluft bringt den Tränenfilm zu schnell zum Verdunsten, so daß das Auge mit der Produktion von Tränenflüssigkeit nicht mehr nachkommt. Das ist nicht nur schmerzhaft und unangenehm, sondern auch gefährlich: Die fehlende Tränenflüssigkeit kann das Auge nicht mehr ausreichend gegen Infektionen schützen.

Klimaanlagen verursachen Zugluft und können den Dauerschallpegel erhöhen: eine unnötige Belastung!

Hilfe bei Klimaanlagen

Wenn Sie einen vollklimatisierten Arbeitsplatz haben, können Sie selber meist recht wenig tun, um die Qualität der Raumluft zu verbessern.

● Härten Sie sich ab, gehen Sie so oft wie möglich an die frische Luft, bringen Sie Ihren Körper regelmäßig ins Schwitzen, und ernähren Sie sich gesund. Je stärker Ihr Immunsystem ist, um so weniger kann Sie die schadstoffbelastete Raumluft schwächen.

● Falls die Zugluft der Klimaanlage zu trockenen Augen führt: Augentropfen können das schmerzende Jucken und Brennen lindern. Doch Vorsicht: Die darin enthaltenen Konservierungsstoffe können bei längerer Anwendung ebenfalls reizen. Nehmen Sie aber keine gefäßverengenden Mittel, sie trocknen das Auge nur noch mehr aus und verstärken die Beschwerden, weil sie Substanzen enthalten, die ein Austrocknen der Hornhaut bewirken.

● Wenn Ihnen die trockenen Augen erhebliche Probleme bereiten, kann ein Augenarzt die Abflußkanäle der Tränenflüssigkeit, die sogenannten Tränenpünktchen, mit kleinen Kunststoffpfropfen aus Silikon verschließen. Dadurch stauen sich die vorher spärlichen Tränen und verhindern, daß die Hornhaut geschädigt wird.

Die grüne Klimaanlage

Gegen die Belastung der Luft in geschlossenen Räumen – die nicht allein von schlecht gewarteten Klimaanlagen, sondern auch von der Bausubstanz, dem Mobiliar oder elektronischen Geräten verursacht wird – gibt es eine saubere, umweltfreundliche Lösung: Grünpflanzen. Einige sind nämlich in der Lage, Schadstoffe wie Formaldehyd, Benzol und Trichlorethylen sowie Staub aus der Luft aufzunehmen und Sauerstoff wieder abzugeben.

Zurück zur Natur! Holen Sie sich Blumen, Grünpflanzen oder Palmen in die Wohnung. Viele sind pflegeleicht.

Je größer die Pflanze ist, um so mehr Giftstoffe kann sie verarbeiten. Dabei wirken auch die Wurzeln mit. Achten Sie deshalb darauf, daß die Pflanzen in großen Töpfen stehen, damit sich die Wurzeln in der Erde gut entwickeln können. Außerdem verdunsten große Stauden und Zyperngras bis zu 5 Liter Wasser täglich und können so auch die trockene Heizungsluft vortrefflich befeuchten.

Zu den besten Schadstoffvertilgern gehören Philodendron, Grünlilie und Efeutute. Der Kolbenfaden (botanischer Name: Aglaonema, »Silver Queen«) kann ebenfalls beachtliche Mengen Schadstoff aufnehmen. Innerhalb von 24 Stunden verringert dieses chinesische Immergrün bis zu 85 Prozent der Giftstoffe in der Luft.

Grünpflanzen reinigen die Luft

● Um die Luft von Benzol zu reinigen, setzen Sie Bogenhanf, Chrysantheme, Drachenbaum, Efeu, Efeutute, Einblatt, Gerbera oder Kolbenfaden ein.

● Gegen Kohlendioxid helfen Grünlilien und Efeutute.

● Von Formaldehyd erlösen Sie Bananenstaude, Chrysantheme, Dattelpalme, Drachenbaum, Echte Aloe, Efeutute, Eselskopf, Grünlilie, Monstera, Philodendron und Purpurtute.

● Bei Trichlorethylen in der Raumluft setzen Sie Bogenhanf, Chrysantheme, Drachenbaum, Efeu, Efeutute, Einblatt, Feigenbaum, Gerbera, Hedera helix oder Kolbenfaden in die Zimmer.

Pflanzen fördern den Sauerstoffgehalt in der Luft. Aber Vorsicht: Manche Grünpflanzen sind giftig!

Aber Vorsicht: Nicht alle Grünpflanzen sind ideale Zimmergenossen. So kann die beliebte, aber giftige Diefenbachia der Hornhaut gefährlich werden. In ihren Stengeln und Blättern befinden sich Schießzellen, deren Kappen sich bei leichtem Druck öffnen und schädliche Substanzen – Kalziumoxalatraphide sowie freie Oxalsäure – freigeben. Diese Stoffe dringen leicht in die Mund- und Rachenschleimhaut und verletzen Mastzellen im Bindegewebe. Die freigesetzten Oxalatkristalle können auch Hornhautverletzungen am Auge hervorrufen. Informieren Sie sich in einem botanischen Nachschlagewerk.

Ozongefahr – elektrische Geräte strömen Reizgas aus

Viele Büroarbeiter müssen an ihren Arbeitsplätzen ungewollt eine Schadstoffbelastung der Luft akzeptieren: Computer, Laserkopierer und -drucker älterer Bauart geben Ozon ab. Daß hohe Konzentrationen dieses ätzenden Gases Augen, Hals und Rachen reizen und zu Atembeschwerden führen, ist bekannt. Doch Ozon kann, wenn es über einen längeren Zeitraum eingeatmet wird, auch die Lungenbläschen schädigen und zerstören.

Je nach Alter und Typ des Geräts schwanken die Mengen des haut- und schleimhautreizenden Stoffs zwischen 10 und 200 Mikrogramm pro Kubikmeter Luft. Das Ozon entwickelt sich, sobald die Geräte eingeschaltet sind. Beim Fotokopieren kann die ultraviolette Strahlung atomaren Sauerstoff abspalten und damit die Produktion von dem hochgiftigen Ozon ankurbeln. Auch Höhensonnen und andere Bräunungsgeräte produzieren Ozon.

Die maximale Konzentration von Ozon in der Luft sollte am Arbeitsplatz bei einer achtstündigen Tätigkeit 200 Mikrogramm pro Kubikmeter Luft nicht übersteigen. Diesen Grenzwert halten Arbeitsmediziner angesichts neuerer Erkenntnisse allerdings für noch zu hoch. Sie sollten daher bestrebt sein, diesen Wert deutlich zu unterbieten.

So richten elektrische Geräte den geringsten Schaden an:

Lassen Sie sich keinen krankmachenden Arbeitsplatz zumuten: Kopierer und Drucker gehören nicht neben den Schreibtisch, und Pausen am Computer sind Pflicht.

● Sämtliche technischen Geräte, die Schadstoffe abgeben, sollten in einem separaten, gut belüfteten Raum stehen, in dem sich normalerweise niemand länger aufhält. Ideal ist eine Absaugvorrichtung mit einer Lüftung nach außen.

● Falls Sie sich selbst einen Laserdrucker zulegen, achten Sie darauf, daß die Ozonabgabe in dem für moderne Geräte üblichen Bereich unter 0,1 Milligramm Ozon pro Kubikmeter Luft liegt und daß der Ozonfilter regelmäßig erneuert wird.

● Hat Ihr Arbeitgeber ein älteres Gerät in Ihrer unmittelbaren Nähe aufgestellt, veranlassen Sie ihn – notfalls über den Betriebsrat –, das Gerät mit einem Ozonfilter nachzurüsten.

Wohnungen sind Giftkammern

In den hermetisch gegen jeden Luftzug abgeriegelten Wohnräumen konzentrieren sich die Schadstoffe, und die hohen Zimmertemperaturen fördern noch das Ausdampfen der Möbel, Holzbauteile, Farben, Lacke und Teppiche.

So kann beispielsweise aus alten Spanplatten, Wärmedämmplatten aus Glaswolle, Klebemitteln und Dekorationsstoffen über Jahre giftiges Formaldehyd ausdünsten, das Augen und Schleimhäute reizt, Kopfschmerzen und Allergien fördert. Außerdem steht es im Verdacht, Krebs auszulösen. Formaldehyd verbirgt sich auch in Polyurethanschäumen, die zum Dämmen und Isolieren von Türen, Fenstern und allen möglichen Hohlräumen verwendet werden. Die allgegenwärtige Chemikalie ist in unzähligen Produkten enthalten: in Arzneimitteln, Kosmetika, Haushaltsreinigern, Kunststoffen und Textilien bis hin zur Zahnpasta. Mit dem Geruchssinn läßt sich Formaldehyd wahrnehmen, wenn es in höheren Konzentrationen ausdünstet, es riecht stechend.

Nicht weniger gesundheitsgefährdend sind organische Lösemittel, die in Farben, Lacken, Klebstoffen, Pflege- und Reinigungsmitteln enthalten sind. Diese leichtflüchtigen Chemikalien gelangen vorwiegend über die Lunge in den Organismus und blockieren im Gehirn wichtige Funktionen des zentralen Nervensystems. Erste Anzeichen der narkotisierenden Wirkung sind Kopfschmerzen, Benommenheit, Mattigkeit, Übelkeit und Schwindel, schlimmstenfalls auch Erbrechen, gestörte Bewegungsabläufe, Rauschzustände und Bewußtlosigkeit. Über die Leber werden die giftigen Stoffe wieder abgebaut und über die Niere ausgeschieden. Ein Teil von ihnen wird auch über die Lunge ausgeatmet. Bei andauerndem oder wiederholtem Kontakt mit den Lösungsmitteln können in Leber und Nieren schwere Schäden entstehen.

Holzschutzmittel in imprägnierten Holzdecken und Wänden können als Giftgas 15 bis 20 Jahre lang ausdünsten. Trotz verschiedener Untersuchungen ist bei den Holzschutzmitteln nicht eindeutig zu klären, welche Inhaltsstoffe die akuten und chronischen Gesundheitsstörungen hervorrufen. Die Beschwerden sind oft unspezifisch: Benommenheit, Müdigkeit, Mattigkeit, Schwächegefühl, Schwindel, Kopfschmerzen, Leistungs- und Konzentrationsschwäche, Übelkeit, Magenbeschwerden, Erbrechen, Reizungen und Entzündungen der Augenbindehaut, Brennen in Hals, Nase und Ohren, Hustenreiz, Schleimhautentzündungen. Diese Symptome klingen im allgemeinen ab, sobald die Geplagten ihre verseuchte Umgebung verlassen.

Unlackierte Holzmöbel und sämtliches Holz, das in Innenräumen verarbeitet wird, müssen nicht mit chemischen Holzschutzmitteln imprägniert werden.

Permethrin, eine Chemikalie, die bislang als harmlos galt, ist erst kürzlich in den Verdacht geraten, schwere Vergiftungen auszulösen. Das Schädlingsbekämpfungsmittel wird von der Industrie eingesetzt, um Holz und Naturfasern vor Insektenbefall zu schützen. Es kann, seit es 1985 das umstrittene Lindan ablöste, in allen neu gebauten oder renovierten Häusern sitzen: in den Wänden, den Fensterrahmen, im Dachstuhl.

Asbest, Keramik-, Glas-, Stein- und Schlackefasern können beim Einatmen in die Lunge geraten und Krebs auslösen.

Gefährlich an Permethrin ist, daß es über Haut und Atmung aufgenommen wird. Da es vom Körper kaum abgebaut werden kann, summiert sich die Belastung mit jedem weiteren Kontakt. Das passiert bereits beim Barfußlaufen auf einem permethrinbehandelten Teppichboden. Es sammelt sich so lange im Körper, bis das Immunsystem völlig zusammenbricht. Das Bundesgesundheitsamt warnt inzwischen eindringlich davor, permethrinhaltige Holzschutzmittel in Innenräumen zu verwenden.

Einer der gefährlichsten Stoffe der organischen Chemie ist Dioxin, das den meisten seit dem Chemieunfall in Seveso 1976 im Gedächtnis geblieben ist. Dioxin ist ein Sammelbegriff für eine Gruppe von 75 chemisch verwandten Stoffen. Das Gift entsteht unter anderem bei der Herstellung von Entlaubungs- und Unkrautvertilgungsmitteln sowie bei der Müllverbrennung. Als Schadstoff ist es zwar hauptsächlich in der Außenluft von Bedeutung, doch Dioxin kann auch in Innenräumen vorkommen, wenn Materialien verbrennen, die mit chlorierten Kohlenwasserstoffen oder polychlorierten Biphenylen behandelt wurden.

Ein extrem gesundheitsschädigender Werkstoff, der heute in Neubauten kaum mehr verwendet wird, ist Asbest, dessen hauchfeiner Abrieb sich in den Lungen festsetzt und die Lungenbläschen verstopft, so daß sie nicht mehr genügend Sauerstoff an das Blut weitergeben können.

Vor 20 Jahren noch galt Asbest als idealer Baustoff, kann er doch Wärme dämmen, Kälte isolieren, Schall dämpfen und Flammen zurückhalten. Unbedenkliche Mengen gibt es bei Asbest nicht, denn bereits ein einziges Teilchen kann Lungenkrebs auslösen. Das Bundesgesundheitsamt hält 1000 Fasern pro Kubikmeter Luft für gerade noch akzeptabel.

Schadstoffe in der Luft

● Der Mensch atmet Kohlendioxid, flüchtige Kohlenwasserstoffverbindungen, verschiedene Amine, Ester, Aldehyde und Ketone, Wasserdampf sowie Gerüche aus.
● Tabakrauch enthält Kohlenmonoxid, Stickstoffdioxid, Acrolein und andere Aldehyde, Nitrosamine, Rauchpartikel, polyzyklische aromatische Kohlenwasserstoffe.

● Gasherde, Öfen und offene Feuerstellen setzen Kohlenmonoxid, Kohlendioxid, Stickstoffdioxid, Wasserdampf, Aldehyde, Kohlenwasserstoffe, Teilchen, polyzyklische aromatische Kohlenwasserstoffe frei.

● Haushalts- und Hobbyartikel geben Lösemittel und Pestizide, teilweise als Aerosol, frei.

● Staubsauger wirbeln mit Chemikalien beladene Staubpartikel durch die Luft.

● Einrichtungsgegenstände wie Möbel und Teppiche dünsten Lösemittel, Formaldehyd und andere organische Verbindungen aus.

● Bau- und Renovierungsmaterialien geben Radon, Asbest, Formaldehyd und andere organische Verbindungen wie Lösemittel, Holzschutzmittel, Klebstoffe an die Luft ab.

● Aus der Außenluft gelangen Kohlenwasserstoffe, Kohlenmonoxid, Schwefeldioxid, Stickoxide, Schwebestaub, Schwermetalle (Blei, Kadmium und andere) sowie Viren und Pilze – besonders Schimmelpilze – in die Innenräume.

Wohnungen sollten nicht zum Endlager der Chemieindustrie verkommen. Trennen Sie sich von schadstoffintensiven Möbeln und Fußbodenbelägen

● In der Nähe von Tankstellen befindet sich verstärkt Benzol in der Luft, das vor allem aus bleifreiem Benzin entweicht. Benzol ist krebserregend und kann selbst bei fest verschlossenen Fenstern nicht aus den Innenräumen zurückgehalten werden.

● Die Luft in der Nähe von chemischen Reinigungen ist mit Perchlorethylen belastet, das gesundheitsschädigend und krebserregend ist, es führt zu Nieren- und Lebererkrankungen, beeinflußt das zentrale Nervensystem und reizt die Schleimhäute.

Vermeiden Sie Schadstoffe

● Verarbeiten Sie in Wohnräumen keine Leime, Farben, Lacke, Harze, Polituren, Schutz- oder Reinigungsmittel, die Stoffe wie Benzol, Chlorkohlenwasserstoffe, Dichlormethan, Ethanol, Fluorchlorkohlenwasserstoff (FCKW), Formaldehyd, Methanol, Phenol, Toluol oder Xylol enthalten.

● Verwenden Sie nur blei- und kadmiumfreie, mit Wasser gelöste Lack- und Dispersionsfarben.

● Kaufen Sie nur die wasserfesten V100-Spanplatten oder Produkte mit dem blauen Umweltengel. Vorsicht: Untersuchungen haben ergeben, daß auch die bisher empfohlenen E-1-Platten Formaldehyd abgeben können.

Wohngifte machen zu Hause krank

Bestehen Sie beim Kauf von Möbeln, Teppichen und Gardinen auf detaillierte Informationen über die verarbeiteten Materialien und ihre Behandlung.

Unerklärliche Müdigkeit, geistige Trägheit, Konzentrationsstörungen, Kopfschmerzen, Schwindel, Übelkeit, Magen- und Herzbeschwerden – eine ganze Reihe gesundheitlicher Störungen kann auf Wohngifte zurückgeführt werden. Wenn Sie ohne erkennbaren Grund diese oder andere Beschwerden haben, sollten Sie Ihre Wohnung und Ihren Arbeitsplatz kritisch untersuchen:

● Geben Ihre neuen Schränke, Polstermöbel, Gardinen oder der Teppichboden einen merkwürdigen Geruch ab?

● Stecken Kunststoffe und chemische Lösemittel oder Lacke in Ihren Möbeln? Beachten Sie dabei nicht nur die Vorderseiten von Schränken und Regalen; oft verstecken sich Spanplatten mit Formaldehyd dahinter.

● Besitzen Sie Kunstfaserteppichböden, oder haben Ihre Teppichböden Schaumrücken?

● Wurden chemisch hergestellte Tapeten, Farben, Lacke oder Holzschutzmittel in den Innenräumen verarbeitet?

● Besitzen Sie Kunststofffensterrahmen? Wurden sie mit Isolierschaum eingebaut?

● Wohnen Sie in einem Fertighaus, in dem Spanplatten, Wärmedämmplatten aus Glaswolle oder Isolierschäume verarbeitet wurden?

● Wurden wärmedämmende Baumaterialien und Asbest in Ihrem Haus verarbeitet?

● Sind einige Wände in der Wohnung feucht oder weisen sogar Schimmelstellen auf?

● Lassen Sie sich beim Kauf von Profilbrettern und Möbeln schriftlich bestätigen, daß das Holz nicht mit Permethrin oder anderen Holzschutzmitteln verarbeitet wurde.

● Schützen Sie das Holz, falls nötig, in Innenräumen lediglich mit einer wasserlöslichen Lasur. Zur Oberflächenbehandlung von Holz, das in Badezimmern und Küchen verwendet wird, eignen sich Produkte auf der Basis von natürlichen Harzen und Ölen. Pflanzenöle, zum Beispiel Leinöl, sind von Natur aus wasserabweisend.

● Haben Sie in Ihrer Wohnung oder am Arbeitsplatz eine Klimaanlage?

● Heizen Sie mit Kohle, Öl oder Gas?

● Lieben Sie im Winter hohe Raumtemperaturen?

● Sind Ihre Beschwerden zu Beginn und gegen Ende der Heizsaison stärker?

● Verwenden Sie chemische Pflege- und Reinigungsmittel?

● Benutzen Sie im Garten noch immer Unkrautvertilgungsmittel?

● Ist in der Nähe Ihrer Wohnung eine Tankstelle oder eine Reinigung?

● Leben oder arbeiten Sie mit Rauchern zusammen, oder rauchen Sie selbst?

● Arbeiten Sie viel mit elektrischen Geräten wie Computern, Kopierern und ähnlichem?

Je mehr Fragen Sie mit Ja beantworten müssen, um so belasteter ist Ihre nächste Umgebung. Denken Sie darüber nach, was Sie ändern können, um die Wohngifte einzuschränken. Pflege- und Reinigungsmittel, Dekorationsstoffe und Teppichböden lassen sich als erste Giftquellen am schnellsten austauschen.

Wenn es Anzeichen dafür gibt, daß Sie in Ihren Wohnräumen einer hohen Schadstoffbelastung ausgesetzt sind, sprechen Sie mit einem Arzt über Ihren Verdacht. Das erleichtert es ihm, den Ursachen einer möglichen Erkrankung auf die Spur zu kommen. Lassen Sie die Schadstoffbelastung im Blut und Urin untersuchen. Auch eine medizinische Mineralstoffanalyse aus dem Haar kann aufschlußreich sein.

Tapeten gibt es aus Holzfasern und Naturzellulose oder auch aus Naturfasern wie Sisal, Baumwolle oder Leinen.

● Informieren Sie sich über die Inhaltsstoffe der Materialien, die Sie im Haus verwenden. Bestehen Sie auf Angaben über Herkunft und Herstellungsmethode.

● Lassen Sie regelmäßig Öfen und Heizungen überprüfen – die Abzüge und Lüftungen müssen gut funktionieren. Bei Gasheizungen kommt es besonders darauf an, daß sie keine Schadstoffe abgeben.

● Wenn Sie den Verdacht haben, daß Ihr Innenraumklima belastet ist, lassen Sie eine Analyse der Schadstoffbelastung vornehmen. Bei den Verbraucherzentralen und Gesundheitsämtern erhalten Sie Adressen von Labors, die Wohngifte aufspüren und analysieren. Dort erfahren Sie auch die Adressen von Umweltmedizinern, die Ihre Wohnung unter gesundheitlichen Gesichtspunkten untersuchen.

Alle Bodenbeläge sollten mit natürlichen Harzklebern verlegt werden; gewischt wird später mit Wasser und biologisch abbaubaren Reinigern.

● Falls die Untersuchung Ihren Verdacht bestätigt hat: Ersetzen Sie zunächst die großflächigen Schadstoffverursacher an den Wänden, Böden und Decken gegen schadstofffreie Materialien. Baubiologen können Sie dabei unterstützen. Bei gemieteten Räumen müssen Sie mit Vermieter und eventuell auch Mieterschutzbund die Kostenübernahme für die Sanierung klären. Vorsicht beim Austausch von asbesthaltigen Flächen wie Fußböden oder Decken: Sie benötigen dazu Schutzkleidung und Atemschutzmasken, da beim Herausreißen feiner Asbeststaub freigesetzt wird. Lassen Sie derartige Arbeiten von qualifizierten Fachleuten verrichten. Adressen: Fachverband Asbest-Sanierung, Köln, Telefon 0221/393072.

● Mit einem Schnelltest können Sie jetzt auch selbst herausfinden, ob in Ihrer Wohnung oder am Arbeitsplatz das gesundheitsgefährdende Formaldehyd versteckt ist. In das kleine Meßgerät wird ein Teststreifen eingeschoben, dessen Reaktionsfeld sich bei einer Formaldehydkonzentration verfärbt. Nachteil: Man kann das Gerät nur einmal verwenden. »Bio-Check F« (Apotheke).

● Ob Ihr Teppich Schadstoffe ausdünstet, können Sie mit einem einfachen Trick feststellen: Lassen Sie ein verschließbares Glas mit einer Teppichprobe einige Stunden lang auf der warmen Heizung stehen. Sollten beim Öffnen starke Gerüche aufsteigen, ist es ratsam, den Teppich von Umweltspezialisten genauer analysieren zu lassen.

Chemie im Haushalt

Haushaltschemikalien, die zur Reinigung und Pflege angeboten werden, enthalten oft aggressive Stoffe, die über Haut und Atemwege in den Körper gelangen.

Viele Verbraucher greifen aus Angst vor Krankheitserregern zu diesen chemischen Keulen. Verätzungen und Vergiftungen können die Folge sein, wenn sie unsachgemäß eingesetzt werden; bei jahrelangem Gebrauch können sie den Organismus dauerhaft schädigen.

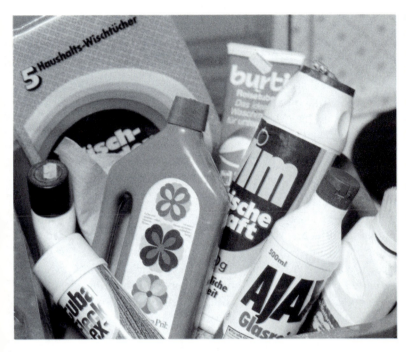

Giftige Stoffe gehören nicht in den Haushalt. Für nahezu alle Reinigungszwecke gibt es milde Alternativen. Greifen Sie zu biologisch abbaubaren Mitteln, die auf Zitronensäure und pflanzlichen Lösungsmitteln basieren.

Diese Reinigungsmittel belasten die Atemluft

- Backofensprays und Desinfektionsmittel

- Fensterputzmittel und Fleckentferner

- Fußboden- und Teppichreiniger

- Insektenvernichter

- Ledersprays und Möbelpolituren

- Sanitär-, WC- und Abflußreiniger.

Unter den schätzungsweise 300 000 Tonnen Putz- und Pflegemitteln, die jährlich gekauft werden, sind etliche Produkte, die als gefährlich und überflüssig einzustufen sind; die hypochlorithaltigen Toilettenreiniger sind nur ein Beispiel. Wenn sie mit den herkömmlichen säurehaltigen WC-Reinigern zusammentreffen, entsteht hochgiftiges Chlorgas – bekannt als Kampfstoff –, das schon zu tödlichen Vergiftungen geführt hat. Metallreiniger enthalten ebenfalls aggressive Säuren, die die Haut reizen und allergische Reaktionen auslösen können. Reinigungs- und Pflegesprays, die ihre Wirkstoffe mit problematischen Treibgasen in die Luft blasen wie Lederimprägniersprays, Backofenreiniger und Insektenkiller sind eindeutige Luftverschmutzer. Unter den Allzweckreinigern sind vor allem die sogenannten Lösemittelreiniger nicht ungefährlich, besonders wenn sie zur Fußbodenpflege großflächig verteilt werden. Sie enthalten aromatische und chlorierte Kohlenwasserstoffe, die ohne entsprechende Lüftung zu hohen Lösungsmittelkonzentrationen in der Luft führen. Auch in Reinigungsschäumen für Teppichböden, Desinfektionsmitteln und Fleckentfernern stecken gesundheitsschädliche Lösemittel, die je nach Art des Produkts entweder als Dämpfe oder als mikroskopisch kleine Partikel in die Atemluft gelangen.

Seien Sie sparsam mit allen Reinigungs- und Waschmitteln! Poren tiefe Reinheit und Aprilfrische braucht niemand, um ein sauberes Zuhause zu haben.

Vorsicht bei Kammerjägern!

Kammerjäger übertreiben manchmal, um die Schädlinge dauerhaft zu bekämpfen. Die schlimmste Folge nach einem Großeinsatz von Ungeziefervertilgern: Unbewohnbare Häuser, Lähmungserscheinungen und schwere Gesundheitsschäden der Bewohner.

Allergien, Erbrechen, Haut- und Augenreizungen, Taubheitsgefühle, Verlust des Geruchssinns und manchmal sogar Lähmungen können die Folge dieser chemischen Haushaltsreiniger und Pflegemittel sein. Das Bundesgesundheitsamt warnt ausdrücklich davor, langlebige Schädlingsbekämpfungsmittel wie Pyrethroide in Wohnräumen einzusetzen, da sie bei Empfindlichen bereits in geringer Konzentration gesundheitliche Schäden anrichten.

Vermeiden Sie Chemie im Haushalt

● Für nahezu alle Reinigungszwecke gibt es milde Alternativen: Für Küche, Bad, WC, Fliesen und Teppichböden eignen sich tensidhaltige Reinigungsmittel – Allzweckreiniger, Schmierseife oder Handspülmittel. Auch andere biologisch abbaubare Mittel, die als Grundstoff Zitronensäure und pflanzliche Lösungsmittel haben, sind akzeptabel: verdünnte Essigsäure, reiner Zitronensaft, Scheuerpulver oder mechanische Schlämmkreide. Für Geschirrspülmaschinen sollten Sie nur Spülmittel ohne Phosphate und Chlorabspalter verwenden.

Erinnern Sie sich an alte Hausmittel zur Pflege und Reinigung, anstatt die neuesten Errungenschaften der chemieverarbeitenden Industrie flaschenweise einzukaufen.

● Als Fleckentferner eignet sich Reinigungsbenzin ohne Lösungsmittelzusätze.

● Verzichten Sie auf Spraydosen. Pumpflaschen ohne Treibgas sind eine Alternative.

● Zur Bekämpfung von Schädlingen im Haushalt verwenden Sie Lavendel gegen Motten und Zitronenmelisse gegen andere Insekten.

Beugen Sie den Schadstoffen in der Luft vor!

● Nehmen Sie mit der Nahrung ausreichend Zink und Selen zu sich! Das sind wichtige Bestandteile körpereigener Enzyme, die Schwermetalle wie Blei – das nicht nur durchs offene Fenster, sondern beispielsweise auch aus Gardinenbändern in die Raumluft gelangt – oder Kadmium – aus dem Zigarettenrauch – im Körper neutralisieren. Die besten Quellen für Zink sind Haferflocken, Vollkornbrot, Vollmilch, Kartoffeln und Bananen. Selen ist reichlich enthalten in Eiern, Milch und Kohlrabi.

● Auch Kupfer stärkt die Immunabwehr. Es kommt in Haferflocken, Eiern und Nudeln vor. Die Spurenelemente gibt es auch in Tablettenform oder als homöopathische Tropfen zu kaufen.

● Versorgen Sie sich zusätzlich in der Apotheke mit Vitaminkombinationen, die Beta-Karotin zur Verbesserung der Zinkaufnahme, die Vorstufe von Vitamin A, Vitamin-B-Komplex, Vitamin C und E enthalten.

GESUND UND FIT BEI JEDEM WETTER

Wer rasch selbst die Symptome der Wetterfühligkeit bekämpfen will, weil er Aufgaben am Arbeitsplatz oder zu Hause trotz der lästigen Beschwerden bewältigen muß, greift oft kurzentschlossen zu Arzneimitteln, die eine prompte Wirkung versprechen.

Besser wäre es, Kopf- und Gliederschmerzen, Schlaf-losigkeit, Nervosität oder Herzflattern mit sanften, natürlichen Methoden zu heilen, ohne auf Medika-mente zurückzugreifen, die Leber und Nieren an-greifen und den Körper mit ihren Nebenwirkungen noch zusätzlich schwächen.

Das kleine Training für jeden Tag

Stellen Sie sich ein kleines Abhärtungstraining für jeden Tag auf. Am Anfang genügen 5 bis 10 Minuten. Sie können sich dabei an der Empfehlung orientieren, die der Deutsche Sportbund und die Bundesärztekammer herausgegeben haben: Täglich 10 Minuten »trimmen«, bis der Puls pro Minute mindestens 180 minus das persönliche Lebensalter erreicht; bei einem Dreißigjährigen sind das $180 - 30 = 150$ Pulsschläge. Die Pulsschlagzahl (Herzfrequenz) hängt aber nicht allein vom Alter ab. Sie kann individuell bis zu 20 Schläge noch oben oder unten von der Norm abweichen.

Um Herz und Kreislauf, die Stoffwechseltätigkeit und das vegetative Nervensystem zu harmonisieren, sind 5 bis 10 Minuten Gymnastik das I-Tüpfelchen im täglichen Bewegungsprogramm. Dabei sollten Sie möglichst im Freien oder am offenen Fenster die Bauch-, Rücken- und Fußmuskeln sowie die großen Gelenke und Glieder bewegen. Beginnen Sie locker, damit sich Ihre Muskeln und Sehnen nicht verkrampfen oder verspannen.

Gesund leben bedeutet nicht Verzicht, Askese und hartes Training. Entscheidend ist das täglich wache Bewußtsein.

Ein Tip: Um sich fit zu halten, brauchen Sie kein kompliziertes Sportprogramm. Im Gegenteil: Richtige Bewegung fängt im Alltag an. Sie müssen es sich nur bewußt machen und ein bißchen Disziplin üben. Gehen Sie so oft wie möglich zu Fuß. Benutzen Sie die Treppe und nicht den Aufzug, steigen Sie auf das Rad und nicht ins Auto. Räkeln, strecken und dehnen Sie Ihre Glieder, so oft Sie dazu Gelegenheit haben.

Beginnen Sie langsam

Achten Sie darauf, daß Sie sich bei ungünstiger Witterung nicht zu stark belasten. Das gilt besonders, wenn Sie gesundheitlich nicht in Höchstform sind. Muten Sie sich nie zuviel zu. Richtige Bewegung kennt keinen Leistungsstreß. Daran sollte vor allem denken, wer zu hohen Blutdruck hat.

Im Zweifelsfall zuerst zum Arzt!

Lassen Sie sich von ihrem Hausarzt einmal gründlich durchchecken! Danach steht meist schon die Ursache für lästige Beschwerden fest.

Wer bereits eine Erkrankung oder Beschwerden hat, die sich durch Wetterumschwünge oder Umweltbelastungen verschlimmern können, sollte medizinische Hilfe in Anspruch nehmen. Das gilt vor allem bei Arterienverkalkung, Atemwegsinfektionen, Bandscheibenschäden, Herz-Kreislauferkrankungen, Nieren- und Gallenleiden, Rheuma und Kolikschmerzen, Schilddrüsenüberfunktion, chronischen Verdauungsstörungen, Wirbelsäulenschäden und Zuckerkrankheit. Denn hier ist ganz entscheidend, daß zunächst einmal die eigentliche Erkrankung, die der Wetterfühligkeit zugrunde liegt, behandelt wird.

Falls Sie den Verdacht haben, daß hinter Ihrer Wetterfühligkeit ein körperlich-seelischer Schwachpunkt steckt, sollten Sie sich von Ihrem Hausarzt, einem Facharzt oder in einer Klinik gründlich untersuchen lassen. Dazu gehört ein Elektrokardiogramm, daß die Herztätigkeit überprüft, eine Kontrolle der Lunge, der Leber, der Schilddrüse, der Nierenfunktion sowie ein großes Blutbild.

Zuweilen stellen Wettergeplagte nach einer medizinischen Untersuchung erstaunt fest, daß eine relativ kleine Irritation, wie beispielsweise eine eitrige Mandel oder ein fauler Zahn, das ständige Leiden verursacht hat. Denn kaum ist das Übel beseitigt, ist auch die Wetterfühligkeit verflogen.

Wenn keine ernsthafte Erkrankung festzustellen, statt dessen aber zu vermuten ist, daß das vegetative Nervensystem die Ursache der Beschwerden ist, verschreiben manche Ärzte zentral wirkende Schmerzmittel (Analgetika) oder anregende Medikamente (Stimulantia). Dies scheint – insbesondere für Wetterfühlige, die von mehreren Mißempfindungen geplagt werden – häufig die beste Lösung zu sein. Das gilt gerade für die »Vorfühligen«, die häufig von Rheuma- oder Nervenschmerzen geplagt werden, bevor eine Warmfront oder ein Gewitter heranzieht.

Hausmittel wirken oft wahre Wunder

Solange Sie vom Wetter nicht so stark abhängig sind, daß Sie ärztlich behandelt werden müssen, ist es sinnvoll, zunächst selbst die Beschwerden zu lindern. Doch aufgepaßt: Falls Sie sich auf eigene Faust mit gängigen Medikamenten versorgen, sollten Sie sich unbedingt über die Gefahren, Nebenwirkungen und Unverträglichkeiten in dem Beipackzettel informieren! Das gilt auch für die pflanzlichen Mittel, von denen viele annehmen, daß sie völlig harmlos sind. Doch neben den rezeptfreien Medikamenten existieren immer noch die guten alten Hausmittel wie Kräutertees, Bäder, Einreibungen oder Wickel, die bei Wetterstreß oft wahre Wunder wirken. Ohne Nebenwirkungen geht es allerdings auch bei den Hausmitteln nicht ab. Deshalb sollten Sie sich vorher eingehend über die Wirkung – auch im Hinblick auf mögliche allergische Reaktionen – erkundigen.

Vorsicht! Auch pflanzliche Arzneimittel oder die guten alten Hausmittel wie Kräutertees, Bäder und Wickel können unangenehme Nebenwirkungen hervorrufen. Erkundigen Sie sich bei Ihrem Arzt.

Der richtige Lebensstil ist entscheidend

Sie müssen den gesamten Organismus so trainieren, daß er künftig mühelos auf die Launen des Wetters reagiert. Damit ist nicht gemeint, daß Sie sich zu sportlichen Höchstleistungen antreiben. Es ist viel einfacher. Sie müssen lediglich Ihren zivilisationsgeschädigten Körper abhärten, indem Sie die überheizten Räume so oft wie möglich verlassen und sich bei jedem Wetter an der frischen Luft bewegen. Achten Sie aber auch auf Ihre innere Einstellung zu sich selbst; die Harmonie von Körper, Geist und Seele muß wiederhergestellt werden. Wer damit anfangs Schwierigkeiten hat, sollte zu Selbstentspannungstechniken wie Yoga oder Autogenes Training greifen.

Um richtig fit zu sein und sich selbst bei guter Laune zu halten, brauchen Sie daneben eine ausgewogene Ernährung, die alle lebenswichtigen Stoffe enthält, damit der Körper sich den wechselnden Umwelt- und Wetterverhältnissen problemlos anpassen kann.

Bewegung verspricht Gesundheit und Spaß

Regelmäßige flotte Spaziergänge, Gartenarbeit, Gymnastik oder Ausdauersport im Freien sind zur Vorbeugung gegen Wetterfühligkeit ideal. Wenn Sie länger nicht körperlich aktiv waren, ist es das Gesündeste, wenn Sie jetzt wandern, laufen, radfahren oder schwimmen. Diese Sportarten regen den müden Stoffwechsel und die Atmung an, halten Herz und Kreislauf in Schwung. Und ganz nebenbei steigern sie auch die Lebensfreude und verscheuchen trübe Gedanken. Denn die intensive Bewegung veranlaßt den Körper, vermehrt Endorphine zu bilden. Das sind körpereigene Schmerzstiller,

Ob Sommer oder Winter, ob heiß oder kalt – mäßige Bewegung in frischer Luft tut immer gut.

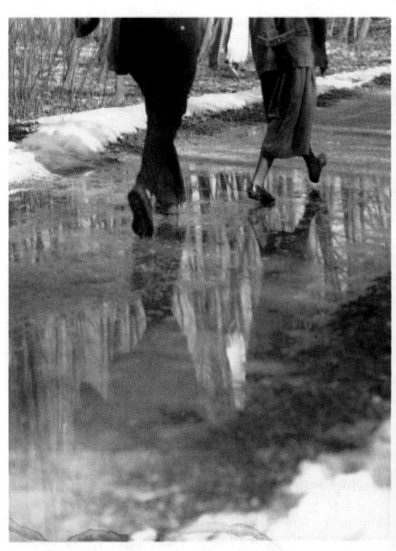

die ähnlich wie Opiate stimmungsaufhellend wirken. Wer regelmäßig spazierengeht, wandert, joggt oder Rad fährt, kräftigt und trainiert Herz, Lunge, Kreislauf, Verdauungsorgane und strafft die Muskulatur. Die Bewegung an frischer Luft wirkt wie eine Sauerstoffdusche. Der gesamte Organismus und das Gehirn werden besser mit Sauerstoff und Nährstoffen versorgt.

Lernen Sie »walken«

Wenn Sie sich zu Fuß in der Natur bewegen, dient das nicht nur der psychischen Entspannung, Sie trainieren gleichzeitig die Becken-, Gesäß- sowie Bauchmuskulatur. Ihr Körper erhält während des Gehens eine sanfte Massage. Versuchen Sie aber, möglichst ein zügiges Tempo vorzulegen – die Amerikaner nennen das »Walking«.

Gehen Sie kontinuierlich und rhythmisch; während ein Fuß stets den Bodenkontakt wahrt, schwingt der andere in der Bewegungsrichtung nach vorn und trifft dann wieder auf den Boden. Die Arme werden dazu bewußt relativ eng am Körper geführt. Sportmediziner empfehlen vor allem älteren und leistungsschwächeren Patienten regelmäßig zu »walken«, um behutsam etwas für Herz und Kreislauf zu tun.

Schwimmen Sie sich fit

Beim Schwimmen, dem schwerelosen Dahingleiten im Wasser, können Sie Ihren Körper abhärten und die Abwehrkraft stärken. Schwimmen aktiviert das Herz, die Atmung und den Kreislauf. Es entlastet die Wirbelsäule, Gelenke und Bänder, und es kurbelt den Stoffwechsel an. Die Seele profitiert daneben erfreulicherweise auch davon. Achten Sie darauf, daß Sie gleichmäßig und ruhig schwimmen. Sie sollen keine Rekorde erzielen, doch das Schwimmtraining stärkt – wie jede ausgleichende Sportart – den Körper nur, wenn Sie es regelmäßig betreiben. Wer Rückenschmerzen und Probleme mit den Bandscheiben hat, probiert am besten das Rückenschwimmen aus; es entlastet die Wirbelsäule, denn das Wasser trägt den Körper.

Schon ein Baby kann schwimmen lernen. Und später ist Schwimmen ein idealer Ausgleichssport, der der gestreßten Rückenmuskulatur hilft.

Entspannung – Viele Wege führen zum Ziel

In der Ruhe liegt die Kraft. Dieser Gedanke ist entscheidend, wenn Sie den Wetterstreß bekämpfen wollen. Gönnen Sie Ihrem Körper wohlverdiente Pausen, wenn er danach verlangt. Damit schützen Sie ihren Organismus vor Überforderung, gefährlicher Übermüdung und der Dauerspannung, die krankmacht.

Nehmen Sie sich die Zeit, sich so optimal wie möglich zu entspannen. Versuchen Sie, alle quälenden Probleme und Konflikte gedanklich beiseite zu schieben, bis Sie sich innerlich ruhig und gelöst fühlen.

Meditation zur inneren Ruhe

Ein gutes Mittel, die Anspannungen des Alltags auszugleichen, ist die Meditation. Beim Meditieren erreichen Sie rasch einen Zustand innerer Ruhe, der dem Schlaf oder sogar einer tieferen Entspannung vergleichbar ist. Dazu müssen Sie nicht unbedingt eine der aus Indien stammenden transzendentalen Meditationsformen oder die aus Japan stammende Zen-Meditation beherrschen.

● Setzten Sie sich in bequemer, aber nicht zu nachlässiger Haltung hin, die Augen sind geschlossen, die Muskulatur beginnt sich zu entspannen.

● Atmen Sie dabei durch die Nase, und versuchen Sie, sich der Atmung bewußt zu werden. Atmen Sie ruhig und gleichmäßig. Halten Sie nach jedem Ausatmen einen Augenblick inne, und denken Sie an ein entspannendes Wort wie »Ruhe« oder »Schlaf«. Diese Atemübung sollte 20 Minuten dauern.

● Bleiben Sie danach noch einen Moment mit geschlossenen und später geöffneten Augen ruhig sitzen.

Wenn Sie eine Selbstentspannungstechnik bereits gut beherrschen, können Sie innerhalb weniger Minuten aus einem angespannten Zustand in einen entspannten gelangen. Lassen Sie sich deshalb gerade am Anfang nicht entmutigen, sondern probieren Sie einzelne Entspannungstechniken so lange, bis Sie die ideale für sich selbst gefunden haben.

Autogenes Training macht innerlich ruhig

Machen Sie sich mit einer der zahlreichen Entspannungsmethoden zunächst in einer Gruppe unter Leitung eines erfahrenen Therapeuten vertraut.

Sollte es Ihnen anfangs nicht gelingen, abzuschalten und Probleme zu vergessen, dann versuchen Sie es mit Autogenem Training. Diese Selbstentspannungsmethode zeigt Ihnen, wie Sie seelisch-nervöse Beschwerden beseitigen, damit Sie sich körperlich wie seelisch bald wieder besser fühlen.

Autogenes Training ist eine seit langem erprobte Technik, mit der Sie jederzeit aus dem Alltag heraus in einen Zustand innerer Ruhe umschalten können.

● Sie versetzen sich durch innere Befehle in einen leichten Zustand der Hypnose. Dabei konzentrieren Sie sich auf Ihre Muskeln, die Blutgefäße, die Atmung und bestimmte Nervenregionen – so beeinflussen Sie deren Funktionen.

● Allein mit Hilfe der Wahrnehmung und Vorstellungskraft können Sie beispielsweise die Durchblutung bestimmter Organe und Organsysteme fördern, ein aufgeregtes Herz beruhigen, Schmerzen beseitigen und Streß von sich fernhalten.

● Diese konzentrative Selbstentspannung ist hilfreich bei Nervosität, innerer Unruhe, Angstzuständen und Depressionen. Aber auch bei Hautkrankheiten, Herzrhythmusstörungen, Magenleiden und allergischen Reaktionen zeigt diese Entspannungstechnik ihnen Erfolg.

Autogenes Training niemals allein!

Autogenes Training sollten Sie möglichst nicht allein mit Büchern oder Kassetten, sondern unter fachkundiger Anleitung erlernen. Ärzte, Heilpraktiker oder Psychologen, aber auch Volkshochschulen halten entsprechende Kurse ab. Ohne die professionelle Unterstützung schleichen sich schnell Fehler ein, die den Erfolg verhindern.

Yoga entspannt körperlich und geistig

Das aus der indischen Philosophie entwickelte Yoga dient ebenfalls der Entspannung. »Yoga« bedeutet Anpassung: Durch körperliche und geistige Konzentration soll ein höherer Bewußtseinszustand erreicht werden. Hierzulande hat sich vor allem das »Hatha-Yoga«, ein körperliches Yoga, durchgesetzt, bei dem Sie gezielte Körper-, Atem- und Konzentrationsübungen erlernen.

Wer Autogenes Training oder Yoga schon länger praktiziert, kann es auch zur schnellen Entspannung in den Arbeitspausen nutzen.

● Sitzend oder liegend nehmen Sie die jeweiligen Stellungen, Asanas genannt, ein, wobei es wichtig ist, daß einer Übung mit der rechten Körperseite immer eine ausgleichende mit der linken folgt.
● Durch das langsame Dehnen von Muskeln und Bändern werden bestimmte Körperregionen positiv aktiviert.
● Die gleichzeitige bewußte und konzentrierte Atmung versorgt den gesamten Organismus optimal mit Sauerstoff und dient der Entspannung.
Wer das sanfte Körpertraining regelmäßig betreibt, kann sich nicht nur von Muskelverspannungen befreien, Yoga hilft auch gegen Nervosität, Kopf- und Rückenschmerzen, Konzentrationsschwäche und seelische Verspannungen.

Die Kneipp-Kur zu Hause

Auf angenehm erfrischende Weise härten Sie sich mit den bewährten Wasseranwendungen ab, die einst Pfarrer Sebastian Kneipp populär gemacht haben und die von modernen Bäderkundlern nach neuesten wissenschaftlichen Erkenntnissen verfeinert wurden. Der Pfarrer aus Wörishofen kannte mehr als 100 verschiedene Variationen der Wasseranwendung. Die Skala reicht von Waschungen, Wassertreten, Güssen, Druckstrahlmassagen über Packungen, Wickel, Heusäcke, Bäder bis hin zur Sauna.

So wirken die Wasseranwendungen nach Kneipp

Wasser ist längst nicht nur zum Waschen da. Es beruhigt und regt an – je nach Temperatur und Tageszeit.

Ziel jeder Kneipp-Kur ist, den Körper vorbeugend gegen jede Art von Streß widerstandsfähiger zu machen. Wenn Sie Wetterbeschwerden bereits heimgesucht haben, wirkt die natürliche Heilkraft des Wassers beruhigend, entspannend oder anregend – je nachdem, wie lange und zu welcher Tageszeit Sie das nasse Element nutzen.

Die Wasseranwendungen aktivieren den gesamten Organismus: Kreislauf und Stoffwechsel, Wärmehaushalt und Nervensystem. Während Sie sich baden, duschen oder mit Wasser übergießen, reagieren nicht nur die feinen Blutgefäße unter der Haut, indem sie sich, vom vegetativen Nervensystem gesteuert, bei Kälte zusammenziehen und bei Wärme dehnen. Die Temperatur- und Berührungssensoren in der Haut sowie in den tiefer gelegenen Schichten an den Grenzen zu den Muskeln leiten die Impulse über die Nervenbahnen auch an die inneren Organe weiter, die bestimmten Hautbereichen zugeordnet sind. Man hat festgestellt, daß sich die bessere Durchblutung eines Hautgebietes positiv auf das entsprechende Organ auswirkt. Wenn beispielsweise die Hände warm durchblutet sind, sollen auch das Herz, die Lungen und das Gehirn davon profitieren.

Besonders gut können Sie die Reaktionsfähigkeit der Blutgefäße und der körpereigenen Abwehrkräfte trainieren, wenn Sie abwechselnd warmes und kaltes Wasser einsetzen. Bei kaltem Wasser ziehen sich die oberflächlichen Blutgefäße blitzschnell zusammen. Der Körper versucht nun, die unterkühlte Stelle zu erwärmen, indem er vermehrt Blut durch die erweiterten Gefäße in die betreffende Region schickt. Trifft hingegen heißes Wasser auf die Haut, erweitern sich schlagartig selbst kleinste Blutgefäße, um die Wärme nach außen zu leiten.

Wenn Sie regelmäßig mit wechselnden oder ansteigenden Wasserreizen Ihre Lebensnerven darauf trainieren, die Gefäße zu verengen und zu dehnen, stabilisieren Sie mehr und mehr Ihre Immunabwehr. Denn ist Ihr Körper erst einmal darauf eingestellt, derartige Reize zu verarbeiten, fällt es ihm leichter, auf äußere Temperatureinflüsse zu reagieren.

Kalte Waschungen als Start

Wenn Sie zu Hause kneippen, beginnen Sie am besten mit den kalten Waschungen. Dabei können Sie auch gleich erproben, wie Ihnen die kühle Frische bekommt.

- Sie brauchen nur ein grobes Tuch, das in Wasser mit einer Temperatur von 10 bis 12° C getaucht wird.
- Jetzt fahren Sie mit dem nassen Waschtuch zügig über Arme, Beine und Rumpf. Dabei atmen Sie tief ein und aus.
- Befeuchten Sie das Tuch immer wieder mit dem kalten Wasser.

Ein Tip: Falls Sie morgens nur schwer munter werden, sollten Sie mit den kalten Waschungen gleich frühmorgens beginnen. Da wirkt das kalte Wasser ausgleichend auf das vegetative Nervensystem, es reguliert den Blutdruck und fördert die arterielle Durchblutung. Außerdem heizt es den Stoffwechsel und die Darmfunktion an und hilft so auch bei chronischer Verstopfung. Bei schlechtem Schlaf kann Ihnen eine abendliche Unterkörperwaschung zur ersehnten Nachtruhe verhelfen. Damit sind zugleich Beschwerden wie Unausgeglichenheit, rheumatische Gelenkentzündungen, venöse Beinleiden, Darmträgheit, Blähungen und Schilddrüsenüberfunktionen zu kurieren.

Wassertreten im Storchenschritt

Das Wassertreten gehört zu den einfachsten, zugleich aber effektivsten Maßnahmen. Es ist für viele der Inbegriff der Kneipp-Anwendungen. Wer regelmäßig seinen Wannengang absolviert, sorgt für einen gleichmäßigen Ablauf der vegetativen Nervenfunktionen, setzt die Reizempfindlichkeit herab, entspannt die Blutgefäße und stärkt das körpereigene Abwehrsystem. Es hilft rasch bei vegetativen Beschwerden wie Wetterfühligkeit, Benommenheit, Erregung und Erschöpfung nach Streß. Am Abend fördert es den Schlaf und beseitigt gefäßbedingte Kopfschmerzen.

Zum Wassertreten brauchen Sie keine Kuranlage und große Wasserbecken! Eine Badewanne reicht aus. Gartenbesitzer können morgendliches Tautreten testen.

127

● Sie steigen mit warmen Füßen in die Badewanne und gehen 2 bis 4 Minuten lang im Storchenschritt durch wadentiefes, kaltes Wasser.
● Ziehen Sie die Füße bei jedem Schritt ganz aus dem Wasser!
● Anschließend ziehen Sie warme Socken an und bewegen die Beine, damit die Füße angenehm warm werden.

Warme und kalte Güsse

Probieren Sie die Güsse nach Kneipp im Sommer im Freien aus; Wasser aus dem Gartenschlauch fließt weich in einem dicken Strahl über die Haut.

Für die Güsse brauchen Sie keine spezielle Gießkanne. Der Duschschlauch ist völlig ausreichend. Montieren Sie einfach den Brausekopf Ihrer Dusche ab, damit der Wasserstrahl direkt aus dem Schlauch kommt und nicht zu hart auf die Haut trifft. Es geht hier nicht um den mechanischen Reiz, sondern um den Temperaturreiz!

● Beginnen Sie stets an der Stelle, die am weitesten vom Herzen entfernt liegt.
● Lassen Sie das Wasser ruhig und gleichmäßig über Knie oder Arme fließen, es soll nicht sprudeln oder spritzen.
● Beenden Sie den Guß immer dann, wenn die Haut leicht gerötet ist, sich also eine Reaktion zeigt.
Die beste Zeit für die Güsse ist morgens oder nach Feierabend, keinesfalls kurz vor dem Schlafengehen.

● Beim Armguß läuft das Wasser zuerst von der rechten Handfläche über den Handrücken aufwärts bis zum Schulterblatt und dann über die Innenseite des Arms abwärts.
● In der gleichen Weise begießen Sie den linken Arm.
Der Armguß ist ein Erfrischungs- und Stärkungsmittel. Er regt den Kreislauf an, er normalisiert den niedrigen Blutdruck, bessert die Durchblutung im Kopf- und Brustraum, hilft bei eingeschlafenen Händen, Rheuma und nervösen Herzbeschwerden.

● Beim Knieguß beginnen Sie an den Zehen des rechten Fußes und wandern mit dem Wasserstrahl über den Fußrücken an der Wade aufwärts bis zum Knie.
● An der Beinvorderseite führen Sie den Wasserstrahl wieder abwärts.
● Wiederholen Sie den Guß am linken Bein.
● Danach streifen Sie das Wasser ab, ziehen sich Strümpfe über und bewegen die Beine.

Der kalte Kniguß wirkt blutdrucksenkend und entstauend. Er ist besonders bei Kopfschmerzen und Migräne hilfreich und wirkt überdies bei Schnupfen, Hämorrhoiden, Krampfadern und Beinödemen. Außerdem beseitigt er häufig auch Darmträgheit und Verstopfung.

● Beim Schenkelguß werden die Beine nacheinander von unten nach oben bis zum Po mit kaltem Wasser begossen.

● Frottieren Sie anschließend die Beine nicht trocken, sondern streifen Sie das Wasser nur mit den Händen ab. So bleibt der Kältereiz für die Haut länger erhalten.

Durch die Kälte strömt vermehrt Blut aus dem Kopf und anderen Körperregionen in die Beine. Dadurch senkt sich der Blutdruck. Das hat eine nervenberuhigende Wirkung und macht herrlich müde.

Zur schnellen Belebung zwischendurch ist der Gesichtsguß nicht zu unterschätzen.

● Führen Sie den Wasserstrahl von der Schläfe außen am Gesicht entlang über Kinn und Wange hinauf bis zur Stirn.

● Lassen Sie von dort das Wasser noch einen Moment lang über das ganze Gesicht laufen.

Dieser kurze Guß vertreibt geistige Müdigkeit, allgemeine Mattigkeit, Konzentrationsschwäche und Überanstrengung der Augen. Außerdem wirkt er schmerzlindernd bei Kopfschmerzen, Migräne, Neuralgien.

Wer sich während des Tages müde und abgespannt fühlt, muß sich nur kaltes Wasser zwei Minuten lang über die Unterarme fließen lassen. Das belebt!

Die richtige Vorbereitung für das Kneippen

Bevor Sie kneippen, sollten Sie sich gut aufwärmen. Der Raum, in dem Sie Ihre Wasserkur starten, darf weder zu heiß noch unterkühlt sein. Wenn Sie sich bei den Wechselduschen, den Güssen oder dem Wassertreten nicht wohl fühlen, frieren oder frösteln, verschieben Sie die Kneipp-Kur, bis es Ihnen wieder besser geht. Wenn Sie krank sind, sollten Sie unbedingt mit Ihrem Arzt besprechen, ob Kneippen das Richtige für Sie ist. Das gilt besonders bei Infektionen von Niere, Harnleiter, Blase, bei Ischiasnervschmerzen, Krampfadern, Beingeschwüren und nicht zuletzt bei verminderter Herzleistung.

Wechselbäder und Wechselduschen

Teilbäder, bei denen nur die Arme ins kühle oder warme Naß getaucht werden, oder Sitzbäder, bei denen das Wasser gerade bis zum Nabel reicht, sind je nach Temperaturreiz geeignet, um sich zu entspannen, verkrampfte Muskeln zu lockern oder um sich fit zu machen.

Reiben Sie die Haut nach Waschungen, Güssen oder Bädern nie völlig trocken. Streifen Sie das Wasser mit den Händen ab, so bleibt die Wirkung länger erhalten.

Kalte Armbäder sind eine hervorragende Medizin für Wetterfühlige mit nervösem Herzen. Sie stärken den Herzmuskel, verbessern die Hirndurchblutung und die Atmung, mildern Herzklopfen und Kopfschmerzen und sind wirkungsvoll bei Stauungen (»dicken Beinen«).
● Füllen Sie eine ausreichend große Wanne oder ein großes Waschbecken mit kaltem Wasser, und tauchen Sie zuerst den rechten Arm für eine halbe bis eine Minute ein.
● Anschließend tauchen Sie den linken Arm bis zum Oberarm in das kalte Wasser.

Wechselnde Armbäder sind besonders denjenigen zu empfehlen, die zu niedrigen Blutdruck haben und deshalb unter Durchblutungsstörungen der Hände und Arme leiden. Durch das Wechselarmbad wird der Kreislauf aktiviert und das Blut aus dem Kopf abgeleitet.

Das belebt. Abgeschlagenheit, Erschöpfung, leichte gefäßbedingte Kopfschmerzen, ja sogar Wachstumsstörungen der Fingernägel können durch das warm-kalte Armbad positiv beeinflußt werden.

Heiße Fußbäder helfen bei Kopfschmerz, nervösen Erregungszuständen, Schlaflosigkeit, Bluthochdruck und allen Gefäßverkrampfungen der Beine (»Ameisenlaufen«).
● Baden Sie die Füße 5 Minuten lang in etwa 40° C heißem Wasser.
● Anschließend übergießen Sie die Knie mit kaltem Wasser.
● Oder Sie stellen sich je einen Behälter für warmes und kaltes Wasser nebeneinander und steigen abwechselnd mit beiden Füßen hinein.

Da die meisten zu Hause kaum die Möglichkeit haben, aus einer warmen in eine kalte Wanne zu springen, sind Wechselduschen ein praktischer Ersatz für ganze Wechselbäder.
● Duschen Sie sich einige Minuten warm.
● Dann duschen Sie abwechselnd warm und kalt.

● Wiederholen Sie das Ganze etwa zwei- bis viermal, wobei die kalten Schauer stets kürzer sein sollten als die warmen.

● Hören Sie mit einer kalten Dusche auf.

Das ist eine simple, aber wirksame Methode, den Kreislauf in Schwung zu bringen und das Immunsystem zu unterstützen. Mit den regelmäßigen Wechselduschen trainieren Sie die kleinen Haargefäße der Haut. Das macht Sie mit der Zeit weniger anfällig für Infektionserkrankungen, Erschöpfungszustände und depressive Verstimmungen. Falls Sie ganz auf kaltes Duschen setzen, ist es wichtig, daß der Körper wohlig angewärmt ist, bevor Sie ihn 30 bis 40 Sekunden lang mit dem kalten Strahl überraschen.

Machen Sie aus den Kneippschen Wasseranwendungen ihr ganz persönliches Abhärtungstraining für jeden Tag!

Ein Tip

Kaltes Wasser regt die Produktion von körpereigenem Cortison an. Damit kann unter Umständen vermieden werden, diesen Stoff als Medikament einzunehmen!

Trockenmassagen regen den Kreislauf an

Wenn Sie sich müde und abgespannt fühlen, wird Sie diese trockene Kneippanwendung wieder frisch und munter machen:

● Bearbeiten Sie schon am frühen Morgen Beine, Arme, Brust und Rücken mit einem Frottiertuch, einer Bürste oder einem Rubbelhandschuh.

● Gehen Sie dabei immer kreisend vor, und massieren Sie stets zum Herzen hin.

● Bürsten Sie die Haut so lange, bis sie sich leicht rötet oder bis Sie eine angenehme Wärme empfinden.

Mit diesen Trockenmassagen regen Sie die Nervenenden unter der Haut an, bringen den Kreislauf auf Trab und beleben den gesamten Organismus.

Aber aufgepaßt: Wenn Sie täglich die Bürste kreisen lassen, sollten Sie nach drei Wochen eine Woche pausieren, damit der Reiz auf die Hautnerven und die Blutgefäße nicht abstumpft und die Hautzellen sich regenerieren können.

Baden Sie sich mit heilsamen Düften gesund

Eine Wonne für Körper und Seele sind Bäder, denen Sie Auszüge aus Kräutern oder Salze hinzugeben. Sie regen die Durchblutung und die Selbstheilungskräfte des Körpers an. Viele Heilpflanzen, wie etwa Rosmarin, Melisse oder Heublumen, enthalten aromatische Öle, die sich im heißen Wasser lösen. So werden sie leicht von der Haut und der Lunge aufgenommen und gelangen in den Kreislauf. Die Düfte wirken zudem direkt auf die Psyche, denn das Riechzentrum ist eng mit dem Gehirnteil verbunden, der für die Gefühle zuständig ist. Vom legendären Pfarrer Kneipp stammen viele erprobte Badezusätze: Bei Wetterfühligkeit helfen unter anderem Baldrian, Eukalyptus, Fichtennadel, Heublume, Hopfen, Kampfer, Lavendel, Lindenblüten, Melisse, Minze, Rosmarin, Salbei, Thymian und Zitrone.

Ein Vollbad, dem Sie Auszüge aus Kräutern oder Salze beigeben, tut dem Körper gut – und kann mitunter sehr vergnüglich sein.

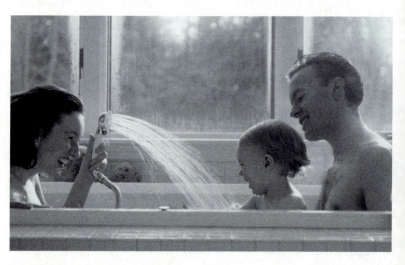

Die Pflanzenextrakte und -öle für das Bad zu Hause gibt es fertig zu kaufen. Falls Sie selbst einen kräftigen Sud herstellen wollen:
- Nehmen Sie für ein Kräuterbad etwa 200 Gramm getrocknete Kräuter.
- Mit 1 Liter kochendem Wasser überbrühen und zugedeckt 3 bis 5 Minuten ziehen lassen.
- Schütten Sie den Sud aber erst in das Badewasser, wenn Sie hineinsteigen, damit die ätherischen Öle sich nicht vorzeitig verflüchtigen.

Entspannen oder munter werden?

Hier erfahren Sie, wie die einzelnen natürlichen Badezusätze wirken und bei welcher Beschwerde Sie welche Heilpflanzen am sinnvollsten einsetzen:

Heilpflanze	anregend	beruhigend
Baldrian		●
Basilikum	●	
Eukalyptus	●	
Fichtennadel		●
Heublume	●	
Hopfen		●
Kamille		●
Kampfer	●	
Lavendel		●
Lindenblüten		●
Majoran		●
Melisse		●
Minze	●	
Rosmarin	●	
Salbei	●	
Thymian	●	
Wacholder	●	
Zitrone		●

Wußten Sie, daß Zitronen nicht nur sauer schmecken und aus so manchem Fisch erst eine Delikatesse machen, sondern auch beruhigend wirken?

Sauna – zum Abhärten ideal

Erst trocken und heiß, dann naß und feucht. Saunafans schwören auf die belebende und entspannende Wirkung der Extreme.

Vielleicht lieben Sie es, einmal wöchentlich in der Sauna tüchtig ins Schwitzen zu kommen, um sich so abzuhärten. Das finnische Heißluftbad, bei dem anstelle des Wassers trockene Luft Wärme bringt, und Sie sich anschließend in Luft und Wasser abkühlen, ist genauso gesund. Sauna wie Heißluftbad steigern die Durchblutung, trainieren die Körperreaktion auf Warm- und Kaltreize, verbessern die Körperabwehr und vermindern damit eine Infektanfälligkeit.

● Beginnen Sie – falls Sie noch kein alter »Saunahase« sind – mit Gängen, die nicht länger als 5 Minuten dauern.

● Sollten sie sich vorher unwohl in der Hitze fühlen, verlassen Sie sofort die Saunakabine.

● Die anschließende kalte Dusche oder das Eintauchen ins kalte Wasserbecken ist ein ausgezeichnetes Kreislauftraining, bei dem sich die Blutgefäße blitzschnell zusammenziehen. Doch Vorsicht: Wer zu hohen Blutdruck oder eine Herzschwäche hat, sollte vorher den Arzt fragen, ob der rapide Temperaturwechsel seiner Gesundheit auch wirklich zuträglich ist.

Wickel und Packungen

Mit Omas fast schon in Vergessenheit geratenem kalten Wickel können Sie die Widerstandskraft des Körpers stärken, ohne den Organismus zu belasten. Die Wickel oder Packungen beruhigen und wirken über die Haut auch auf innere Organe. Sie fördern die lokale Hautdurchblutung. So hilft ein Halswickel bei Entzündungen der Halsorgane und bringt Schnupfen zum Abklingen. Brustwickel nimmt man häufig bei Erkältungen und grippalen Infekten, Lendenwickel bei Magen-Darmbeschwerden, Waden- und Beinwickel bei Kopfschmerzen und Schlaflosigkeit. Unterarmwickel bewähren sich hervorragend als Erste-Hilfe-Maßnahme bei Herzbeschwerden, die nervöser Natur sind. Wetterfühligen helfen besonders Waden- und Beinwickel sowie die Unterarmwickel.

● Sie brauchen ein Tuch, möglichst aus Leinen, das Sie in 10 bis 12° C kaltes Wasser tauchen und ausdrücken.

● Legen Sie das feuchte Tuch direkt auf die nackte Haut und umhüllen Sie es mit einem trockenen Tuch. Das äußere Tuch sollte ebenfalls aus Leinen sein; nur so kann es dem Körper Wärme entziehen. Wollen Sie hingegen erreichen, daß sich die Wärme staut oder sich Schweiß bildet, sollten Sie ein Tuch aus Wolle oder Flanell nehmen.

Schmerzlindernde Heublumensäckchen werden häufig in Kuren verordnet. Sie können sie aber auch selbst herstellen oder in der Apotheke kaufen und zu Hause nutzen.

Tip für Wickel und Packungen!

Für die Wickel gilt dasselbe wie für alle Kneippschen Wasseranwendungen: Der Körper muß vorher angewärmt sein. Größere Packungen sollten Sie möglichst nur morgens oder vormittags anlegen.

Es gibt die segensreichen Wickel auch als warme oder heiße Packungen. Warm lindern sie Krämpfe und Schmerzen und helfen meist schnell bei einer Gallenkolik oder Magenkrämpfen.
Heiße Dampfpackungen haben ebenfalls einen schmerzlindernden Effekt; sie wirken zudem entspannend und beruhigend, besonders bei Rheuma und Muskelkrämpfen. Bewährt haben sich Umschläge mit Kräuterzusätzen wie der Heublumensack.

Wetterfühligkeit mit Homöopathie heilen

Gute Dienste leisten bei vielen Beschwerden, die Wetterumschwünge hervorrufen, homöopathische Mittel. Sie können vor allem die sogenannten funktionellen Beschwerden lindern, die durch eine Fehlsteuerung des vegetativen Nervensystems hervorgerufen werden: Schlaflosigkeit, Nervenschmerzen, Migräne, nervöse Herzbeschwerden und andere tagtäglich belastende Probleme.
Die von Samuel Hahnemann begründete Homöopathie hat sich seit über 150 Jahren bewährt. Das Naturheilverfahren ist bei vielen

Beschwerden anwendbar, und sein Prinzip ist einleuchtend: Kleine Dosen einer bestimmten Heilpflanze werden dazu benutzt, eine Beschwerde zu heilen, die genau diese Pflanze in großen Dosen verursachen kann.

Wechseln Sie bei wetterbedingten Beschwerden den Hausarzt, und steigen Sie auf Homöopathie um.

Die mit Milchzucker, Alkohol und destilliertem Wasser hochpotenzierten natürlichen Arzneien werden also als fein abgestimmter Reizstoff dem Organismus zur Abwehrsteigerung und Erhöhung der eigenen Leistung gegeben. Potenzierte Arzneien sind schrittweise verdünnte Ausgangssubstanzen des pflanzlichen »Urstoffs« mit einem Lösungsmittel. Durch das Potenzieren soll die Wirkungskraft aktiviert werden. Die Potenz wird mit dem Buchstaben D und einer Ziffer angegeben, wobei D für Dezimal steht. Eine homöopathische Zubereitung mit der Bezeichnung D6 ist sechsmal im Verhältnis 1 zu 10 verdünnt worden. Der unschätzbare Vorteil dieser Präparate ist, daß die Gefahr unerwünschter Nebenwirkungen äußerst gering ist, weil nur sehr kleine Mengen des Wirkstoffs eingenommen werden.

Die homöopathischen Medikamente werden nur aus natürlichen Substanzen hergestellt: aus dem Pflanzen-, Tier- und Mineralreich. Sie werden deshalb meist auch von Menschen vertragen, die gegen bestimmte chemische Substanzen allergisch sind. Homöopathische Arzneimittel gibt es als Tropfen, Tabletten, Salben, Pulver oder Globuli, winzigen Zuckerkügelchen, die mit der Arznei befeuchtet wurden. Einige pharmazeutische Spezialitäten gibt es auch als Tinkturen, Salben, Gelees, Emulsionen und Zäpfchen. Sie sind bis auf wenige Ausnahmen alle rezeptfrei in der Apotheke zu haben.

Anfangsschwierigkeiten sind möglich

Gelegentlich kann sich das Befinden nach dem Beginn einer homöopathischen Behandlung kurzfristig verschlechtern, bevor die Besserung eintritt. Diese »Erstverschlimmerung«, die auch von Kuren und anderen Naturheilverfahren bekannt ist, deutet im allgemeinen darauf hin, daß der Organismus auf das Heilmittel anspricht.

Akupressur – Wohlbefinden auf dem Punkt

Akupressur ist ein jahrtausendealtes fernöstliches Heilverfahren, bei dem spezielle Punkte am Körper mit den Fingern massiert, beklopft oder gedrückt werden. Bei vielen Beschwerden aufgrund von Wetterfühligkeit eignet sich die Akupressur bestens dafür, sich selbst zu heilen: bei Ermüdung, Verspannung und Kopfschmerzen und anderen leichten Befindlichkeitsstörungen.

Akupressur bedeutet Punktmassage, sie ist die sanfte Schwester der Akupunktur. Die Punkte der Akupunktur, die mit der Nadel gestochen werden und die der Akupressur sind fast immer identisch. Beiden Techniken liegen auch die gleichen Prinzipien zugrunde: Nach Vorstellung chinesischer Ärzte durchziehen den menschlichen Körper 33 Energieströme oder Meridiane, die untereinander in Verbindung stehen. Ist der Energiefluß eines Meridians blockiert oder gestört, dann erkrankt der Mensch. Die Chinesen kennen 361 Punkte auf den Meridianen, durch die der Energiestrom verändert werden kann. Wird der entsprechende Punkt ausfindig gemacht und ein wenig gereizt, lösen sich die Blockaden, und die Energie kann wieder fließen.

Akupunktur führt ein Facharzt an bestimmten Punkten des Körpers mit Nadeln durch. Akupressur nutzt die gleichen Punkte; doch Sie können sich damit selbst heilen.

Wenn Sie diese alte Volksmedizin anwenden wollen, ist es wichtig, den richtigen Punkt zu treffen. Das läßt sich aber leicht erlernen. Mit ein bißchen Fingerspitzengefühl spüren Sie bald, daß sich das Gewebe der Haut an dieser Stelle anders anfühlt, es hat vielleicht eine kleine Einbuchtung oder Erhebung oder fühlt sich in der Festigkeit anders an als die umliegende Haut. Manchmal ist die Stelle auch schmerzempfindlicher. Einige Punkte haben eine beruhigende und dämpfende Wirkung, andere wirken aktivierend und aufbauend. Es gibt aber auch Punkte mit ausgleichenden Effekten, das sind ideale Druckpunkte, um anklingenden Wetterbeschwerden entgegenzuwirken. Da fast alle Punkte spiegelbildlich auf der rechten und linken Körperseite zu finden sind, ist es zweckmäßig, gleichzeitig beide Punkte zu massieren. Gegen die vielfältigen Beschwerden der Wetterfühligkeit gibt es im wesentlichen vier Punkte:

● Der erste liegt rechts am Oberbauch, eine Handbreit unterhalb der untersten Rippe, also dort, wo sich die Leber befindet. Drücken Sie von Zeit zu Zeit, am besten frühmorgens, diesen Punkt mit 3 Fingern, und zwar innerhalb von 3 Minuten zehnmal hintereinander. Doch

Vorsicht: Falls Sie einen stechenden Schmerz spüren, kann das auf ein Leberleiden hinweisen, das ärztlich behandelt werden muß.

● Für den zweiten Punkt ballen Sie die rechte Faust und streichen damit fünfmal leicht über die Innenfläche der linken Hand – nur in Richtung Herz! Danach fahren Sie mit der linken Faust ebenso sanft über die rechte Handfläche. Das hat eine anregende Wirkung.

● Rechts und links im Nacken, direkt senkrecht neben der Wirbelsäule, liegen zwei »Wetterpunkte«. Hier müssen Sie mit jeweils 4 Fingern fest auf die Muskelstränge drücken und dabei die Haut hin und her schieben. Wenn Sie einen leichten Schmerz empfinden, ist das nicht bedenklich. Es ist wie bei vielen anderen Akupressurpunkten ein Zeichen dafür, daß Sie die richtige Stelle getroffen haben.

● Der nächste Punkt ist nicht so leicht zu lokalisieren. Er liegt etwas oberhalb der beiden äußeren Fußknöchel. Am besten tasten Sie den Bereich behutsam ab, bis Sie eine druckempfindliche Stelle entdecken. Hier müssen Sie dreimal kurz den Daumen anpressen.

Die Wetterpunkte können Sie in beliebiger Reihenfolge akupressieren. Tun Sie es nicht erst, wenn es Ihnen sehr schlecht geht, sondern auch zu Zeiten, wenn das Wetter Ihnen wohlgesonnen ist. Denn ein großes Plus der völlig gefahrlosen Akupressur ist, daß Sie sie auch vorbeugend ausüben können.

Essen Sie sich gesund und fit

Gesundheit und Schönheit sind eßbar! So wie Sie nach einer durchzechten Nacht alt und grau wirken, so schadet vitamin- und nährstoffarmes Essen dem Körper.

Erfreulicherweise ist heute bekannt, welche Nährstoffe, ja sogar welche Nährstoffmoleküle der Organismus braucht, damit er fit, vital und gesund bleibt. Das macht es leicht, mit einem Ernährungsfahrplan die Abwehrkräfte zu stärken, die Leistungsfähigkeit zu fördern und den Stoffwechsel anzukurbeln. Neben Kohlenhydraten und Eiweiß braucht der Körper täglich ausreichend Vitamine, Mineralien, Fettsäuren, Enzyme und Hormone, damit der Organstoffwechsel, insbesondere die Nervenfunktionen, die Muskelkontraktionen, die Skelettentwicklung und die Hormonsekretion optimal arbeiten können.

Wissenschaftler sind sich heute längst darüber einig, daß man den typischen Zivilisationskrankheiten, wie Bluthochdruck, Verdauungs- und Stoffwechselstörungen sowie rheumatischen Erkrankungen – die alle die Wetterfühligkeit begünstigen –, durch gesunde und ausgewogene Ernährung vorbeugen kann.

Ein Mangel an bestimmten Vitaminen und Mineralstoffen führt zu einer verminderten Leistungsfähigkeit. Hier spielen nach neuestem Erkenntnisstand die Antioxydantien eine wichtige Rolle: die Vitamine A bzw. seine Vorstufe Beta-Carotin, Vitamin C und E sowie das Spurenelement Selen. Weil es kein Lebensmittel gibt, das alle Nährstoffe enthält, muß auf dem Speisezettel eine möglichst abwechslungsreiche Kost stehen. Das gilt übrigens auch für die hochgeschätzte naturbelassene Nahrung. Wer in bester Absicht nichts als Rohkost ißt, tut sich damit keinen Gefallen. Denn sie ist extrem gärfreudig und produziert Alkohol und Säuren, die Leber, Gefäße und das vegetative Nervensystem belasten. So zerstören diese Giftstoffe den Säure-Basen-Haushalt des Körpers. Der Anteil an Kohlensäure im Blut nimmt zu, der ph-Wert sinkt. Die Folge: Der Rohkost-Liebhaber ist ständig müde und gereizt. Das läßt sich leicht vermeiden, wenn noch andere Kost auf dem Speiseplan steht. Am bekömmlichsten ist die große Salatschüssel mittags, denn abends belastet die Rohkost den Organismus zu sehr.

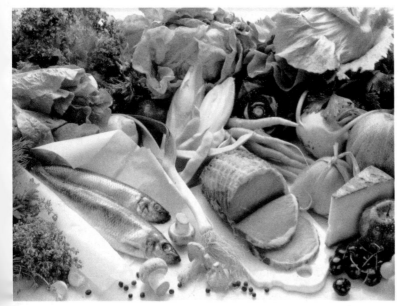

Durch eine abwechslungsreiche Kost mit viel frischem Obst und Gemüse, magerem Fleisch, Fisch und Vollkornprodukten können Sie Zivilisationskrankheiten – Bluthochdruck, Rheuma, Verdauungs- und Stoffwechselstörungen – effektiv vorbeugen.

139

Die täglichen Mahlzeiten –
lecker und gesund

*Lehnen Sie Kantinen-
essen, Fast food und
aufgewärmte Fertig-
produkte ab. Werden
Sie ernährungs-
bewußt!*

Nichts kann den Organismus stören, wenn Sie sich an die Regeln halten, die Ernährungsspezialisten aufgestellt haben:

● Essen Sie abwechslungsreich, aber nicht zuviel.

● Zur gesunden Ernährung gehören frisches Obst und Gemüse, Vollkornprodukte, Milch- und Milchprodukte, Fisch und mageres Fleisch, ungesüßte Obst- und Gemüsesäfte, Früchtetees und Mineralwasser.

● Gehen Sie mit Fett, Salz und Zucker sparsam um.

● Die erlaubten 70 Gramm Fett pro Tag sollten zu jeweils einem Drittel aus gesättigten tierischen Fetten, einfach ungesättigten (Olivenöl) und mehrfach ungesättigten Fettsäuren (Sonnenblumenöl) bestehen.

● Verzehren Sie weniger tierisches, aber mehr pflanzliches Eiweiß.

● Trinken Sie mindestens 1 1/2 Liter Flüssigkeit täglich, und meiden Sie Alkohol.

● Verteilen Sie Ihre tägliche Nahrung auf mehrere kleine Mahlzeiten anstelle der üblichen drei.

● Bereiten Sie die Speisen nährstoffschonend zu: Garen und dünsten Sie häufiger, anstatt die Speisen zu kochen.

● Achten Sie auch auf Ihr Eßverhalten. Kauen Sie jeden Bissen gründlich, und nehmen Sie sich Zeit zum Essen.

Die effektivste Lösung: Klimawechsel

Wenn sich trotz Abhärtung und gesundheitsbewußtem Lebensstil die Wetterfühligkeit bei jedem herannahenden Frontenwechsel hartnäckig meldet, kann Ihnen vielleicht eine Kur in einer Spezialklinik, in einem heilklimatischen Sanatorium oder einem Kneippkurbad helfen. Welche Kurorte für welche Erkrankungen geeignet sind, können Sie vom Deutschen Bäderverband e.V. in Bonn erfahren.

Wer trotz starker Wetterfühligkeit seinen Wohnort nicht wechseln kann, sollte zumindest den Urlaub in reizarmem, gleichmäßigtem Klima verbringen.

Sollte Sie der Wetterstreß an Ihrem Wohnort allerdings auf Dauer schwächen, hilft oft nur eine endgültige Luftveränderung. Manchmal reicht es schon, 20 Kilometer weiter entfernt zu leben. Bedenken Sie: In Lagen unterhalb von 400 Metern sind Wetterfühlige dem Klima stärker ausgesetzt als im Mittelgebirge; über 800 Metern beginnt dagegen bereits das Reizklima. Das ist zwar für bestimmte Kuren ideal, für den Daueraufenthalt von Wetterfühligen aber höchst ungeeignet. Besonders reizarme Gebiete mit gleichmäßiger, wenig belastender Witterung sind neben Norddeutschland Ostbayern, Mittel- und Oberfranken, die Oberpfalz, das östliche Brandenburg und Sachsen.

Tip für Wetterfühlige!

Wenn Sie wissen möchten, in welcher Gegend Sie mit Ihren Wetterbeschwerden am besten leben können, sollten Sie sich vom bioklimatischen Beratungsdienst des Wetteramts (gegen eine Gebühr) ein individuelles »Wohnsitz-Gutachten« erstellen lassen.

In den Mittelgebirgen

Die waldreichen Mittelgebirge bieten Wettergestreßten die besten Voraussetzungen, um schädigenden Einflüssen des Klimas zu entgehen. In Deutschland ist das der Raum zwischen der norddeutschen Tiefebene und dem Alpenvorland. In dieser waldreichen Gegend ist die Sonneneinstrahlung nicht allzu intensiv, und die Luftfeuchtigkeit ist geringer als in Flußtälern, wo die schwüle Luft besonders Herz-Kreislaufpatienten belastet.

Gut für die Bronchien, gegen Heuschnupfen, Stoffwechsel- störungen, Gelenk- entzündungen und Hautkrankheiten ist ein Aufenthalt im bayerischen Voralpenland.

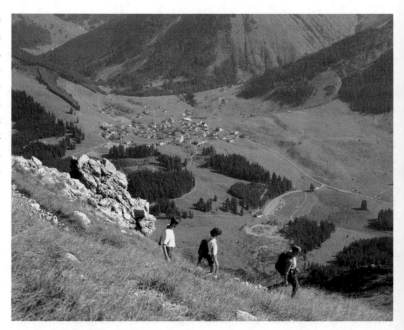

Das Mittelgebirgsklima ist ein Schonklima, das entlastend wirkt und den Organismus stimuliert. Leichte Kreislaufschwächen und allge- meine Erschöpfungszustände lassen sich hier gut regulieren. Auch mit rheumatischen Beschwerden, organischen Herz- und Gefäßleiden oder einer Überfunktion der Schilddrüse leben Sie in den Mittelgebir- gen in einer Höhe von 400 bis 800 Metern angenehm und werden weitgehend von Wetterreizen verschont.

Die süddeutschen Talniederungen und Beckenlandschaften entlang des Rheingrabens sind dagegen keine geeigneten Aufenthaltsorte für Wetterfühlige. Die Luft erwärmt sich hier stärker, das Flußwasser ver- dampft und steigt auf. Deshalb ist es zum Beispiel im Raum Karls- ruhe, Freiburg, Düsseldorf, Mannheim und Frankfurt schneller schwül und nebelig als andernorts.

Im Hochgebirge

Das Hochgebirgsklima in den bayerischen Vorbergen und im bayeri- schen Alpenland ist wegen seiner starken meteorologischen Reize – hier ist die Sonneneinstrahlung besonders intensiv, die Luft sehr trocken, der Luftdruck gering und der Sauerstoffgehalt vermindert –

besonders günstig für alle, die an Bronchialasthma, Heuschnupfen, Stoffwechselstörungen, Gelenkentzündungen, bestimmten Blutkrankheiten und Hauterkrankungen wie Ekzemen oder Akne leiden.

An der See

Das Seeklima im Norden von Deutschland, das die Küstengebiete und das schleswigholsteinische und niedersächsische Tiefland beherrscht, ist geprägt von häufigen Wechseln warmer und kalter Fronten, vielen Niederschlägen, großer Luftfeuchtigkeit und einem hohen Luftgehalt an Chlorid, Magnesium, Jod und anderen Spurensalzen. Die tages- und jahreszeitlich bedingten Temperaturen schwanken in den Küstengebieten und auf den Inseln weniger. Im Winter ist es hier etwas wärmer und im Sommer etwas kühler. Dafür sind die Luftturbulenzen an der Küste stärker zu spüren.

Das Seeklima ist gut bei langwierigen Infektionen, bei Erschöpfungszuständen, Erkältungskrankheiten, Atemwegsbeschwerden, bei funktionellen Herz- und Kreislaufstörungen, Unterfunktion der Schilddrüse sowie bei Hautkrankheiten wie Ekzemen und Schuppenflechte. Wenn die Luftfeuchtigkeit extrem hoch und die Sonnenstrahlung sehr intensiv ist, wirkt das Seeklima bei niedrigem Blutdruck und auf Ältere mit hohem Blutdruck eher belastend. Außerdem wird die Seeluft am Wattenmeer einerseits und am offenen Meer andererseits nicht von jedem gleich gut vertragen. Es gibt Asthmatiker, die an der Nordsee regelrecht aufatmen, aber am Wattenmeer mit Anfällen zu kämpfen haben.

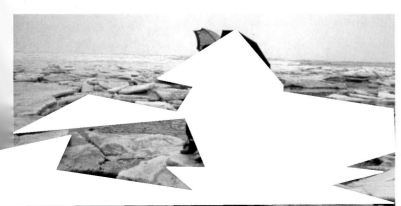

Ein idealer Aufenthaltsort für Bronchien-, Lungenkranke und Asthmatiker ist die Insel Helgoland – auch im Winter.

SANFTE REZEPTE GEGEN WETTERFÜHLIGKEIT

Versuchen Sie herauszufinden, wie Sie auf bestimmte Wetterlagen und extreme Wetterumschwünge reagieren. Dann können Sie sich an den Risikotagen den Körper vorbeugend schonen. Meiden Sie in diesen Situationen schwierige Arbeiten und Konflikte, die Ihre volle Konzentration erfordern; seien Sie besonders aufmerksam, und verschieben Sie – soweit möglich – wichtige Entscheidungen.

Wer auf Wettereinbrüche oder bestimmte Wetterlagen körperlich oder seelisch reagiert, ist nicht krank, aber der Körper ist in diesen Stunden oder Tagen geschwächt. Das können Sie auffangen, indem Sie auf einen ruhigen, ausgeglichenen Lebensstil, viel Bewegung an frischer Luft, innere Ruhe und eine vollwertige gesunde Ernährung achten, die den Organismus mit allen lebenswichtigen Stoffen versorgt.

Wenn sich die ersten Beschwerden aufgrund der Wetterfühligkeit allerdings bereits eingestellt haben, dann helfen natürliche Heilverfahren wie Kneippsche Wasseranwendungen, Trockenmassagen, Sauna, Wikkel und Packungen, Heilpflanzen und Akupressur.

Depressiv und bedrückt

Wenn die Wetterfühligkeit Depressionen auslöst, dann sind damit meist vorübergehende depressive Verstimmungen gemeint. Das ist medizinisch betrachtet nicht dasselbe wie eine echte Depression, bei der seelisch Kranke keinen Weg sehen, sich selbst aufzurichten. Depressive fühlen sich nicht nur niedergeschlagen, sie haben auch keinen Appetit, sind übermüdet, schlafen schlecht und sind allgemein desinteressiert. Nicht selten hegen manche von ihnen Selbstmordabsichten. Bei einer derartigen Depression – die wie viele andere Krankheiten zusätzlich Wettereinflüssen unterliegen kann – sollte eine Selbstbehandlung immer mit dem Arzt oder Therapeuten abgestimmt werden. Wenn Ihnen aber das Wetter lediglich die Laune verdorben hat, Sie sich lustlos, niedergeschlagen und traurig fühlen, können Sie ohne weiteres versuchen, die Stimmung mit Naturheilmitteln wieder zu heben.

Lustlos, apathisch und scheinbar ohne jede Energie und Antriebskraft macht das Leben keinen Spaß. Beginnen Sie den Tag mit Wechselduschen.

Kleine Kneipp-Kur

● Morgens und nachmittags helfen kräftige Trockenbürstenmassagen, danach waschen Sie sich kalt ab oder duschen. Alternativ können Sie tagsüber kalte oder wechselwarme Güsse oder Armbäder nehmen.
● Probieren Sie ein »Bürstenbad«: 10 Minuten warm baden, 2 bis 3 Minuten den Körper mit einer Bürste kräftig massieren, nochmals 10 Minuten baden, dann kalt abwaschen oder duschen.

Bewährte Hausmittel

● Um die düstere Stimmung zu vertreiben, ist das schon mehrfach gepriesene Johanniskraut das beste natürliche Mittel. Dieses Gute-Laune-Pflänzchen hat die ungewöhnliche Eigenschaft, Lichtenergie aufzunehmen und dem menschlichen Körper zur Verfügung zu stellen. In medizinischen Studien hat sich gezeigt, daß die Wirkung von Johanniskrautextrakt nicht nur bei seelisch-nervösen Reizzuständen hilft, sondern auch bei leichten Depressionen. Die Heilpflanze erhalten Sie als Tee, Tropfen, Dragees oder Salben.
● Auch das wirkt stimmungsaufhellend: Kräuterteemischungen aus Lavendel- und Melissenblüten oder Johanniskraut und Waldmeister.
● Weitere Heilpflanzen mit antidepressiver Wirkung sind Baldrian, Damiana, Eisenkraut, Frauenschuh, Ginseng, Hafer, Helmkraut, Kolanuß, Lindenblüten und Rosmarin.

Vorsicht bei Johanniskraut und Sonne!

Das aufmunternde Johanniskraut enthält photosensible Stoffe. Um Hautreizungen zu vermeiden, sollten Sie sich nicht der prallen Sonne aussetzen, wenn Sie das Kraut als Tee oder homöopathisches Mittel genommen haben.

Homöopathische Mittel

Machen Sie sich mit der Wirkung der Heilpflanzen vertraut: Baldrian beruhigt, der Stengel des Johanniskrauts enthält aufmunternde Stoffe.

Bei allgemeinen Stimmungstiefs und getrübter Laune ohne ersichtlichen Grund sowie bei leichten depressiven Verstimmungen, die auf Wetterfühligkeit zurückzuführen sind, helfen Anacardium D6, Hypericum D3, Zincum valerianicum D3.

Akupressur

Der wichtigste Depressionspunkt befindet sich oberhalb der Leber. Legen Sie morgens, während Sie noch im Bett liegen, die Hand auf den rechten Oberbauch, und drücken Sie 10- bis 15mal kurz und kräftig auf diese Stelle.

Vorsicht bei Leberschäden!

Sollten Sie dabei einen dumpfen oder stechenden Schmerz empfinden, kann das ein Hinweis dafür sein, daß die Leber erkrankt ist. In diesem Fall müssen Sie umgehend einen Arzt aufsuchen.

Gesunde Ernährung

● Der Körper braucht bei Verstimmungen und depressiven Gemütslagen die gleichen Nährstoffe wie bei Nervosität und innerer Unruhe. Auch bei Niedergeschlagenheit sollten die Mahlzeiten Vitamine der B-Gruppe, insbesondere Vitamin B1, das auf das Gemüt wirkt, Vitamin C, Vitamin E (Alpha-Tocopherol) sowie Mineralstoffe, vor allem Zink, Magnesium und Kalzium, enthalten. Der Vitamin B1-Bedarf läßt sich gut mit Knoblauch, Petersilie und Schnittlauch abdecken. Um ganz sicherzugehen, daß der Körper ausreichend mit diesen lebenswichtigen Stoffen versorgt wird, ist es ratsam, zusätzlich Multivitamin- und Mineralstoffpräparate einzunehmen.

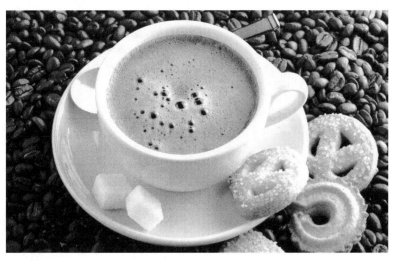

Wenn Sie oft depressiv sind, sollten Sie Genuß-mittel wie Kaffee meiden. Koffein baut nicht auf, sondern zermürbt.

● Depressive fühlen sich wesentlich besser, wenn sie Zucker und Kaffee konsequent meiden. Wissenschaftler vermuten, daß eine zukker- und koffeinfreie Diät Serotonin und Dopamin beeinflussen, jene Neurotransmitter im Gehirn, die mit den negativen Gefühlen in Zusammenhang gebracht werden.

Bewußte Entspannung
● Sobald Sie das Gefühl haben, daß Ihre Psyche auf einen grauen Tag zusteuert, sollten Sie mit Yoga oder Autogenem Training gegenlenken.

● Eines der einfachsten Mittel, Stimmungen zu beeinflussen, ist die Autosuggestion: Sagen Sie sich selbst immer wieder, daß Sie sich wohlfühlen, daß Sie völlig entspannt sind und sich bei jedem Wetter gut fühlen. Derart positive Suggestionen verankern sich in Ihrem Unterbewußtsein. Eine der gängigsten Affirmationen lautet: »Es geht mir von Tag zu Tag, in jeder Hinsicht besser.« Mit dieser allgemein gehaltenen Formel decken Sie alles ab, was an Widrigkeiten zu erwarten ist. Je gezielter Sie Ihre persönliche autosuggestive Energie einsetzen, um so eher kann Sie Ihre Situation verbessern.

Hitzestreß

Jedes Jahr das gleiche Spiel: Erst wird der Sommer sehnsüchtig erwartet, und plötzlich ist die Hitze viel zu anstrengend.

Die meisten empfinden sommerliche Wärme bei klarem Himmel und Sonnenschein als sehr angenehm. Kritisch wird es erst – auch für robustere Naturen –, wenn ein Tief feuchtwarme Luft heranführt und es draußen nicht nur brütend heiß, sondern unangenehm schwül wird und die Nächte keine Abkühlung bringen. Jetzt häufen sich Schwächeanfälle und Herzversagen.

Bei Temperaturen über 24° C paßt sich der gesunde Organismus an, indem er sein Kühlsystem aktiviert: Millionen von winzigen Schweißdrüsen befeuchten unermüdlich die Körperoberfläche, um die Körpertemperatur von etwa 37° Grad stabil zu halten. Der Schweiß verdunstet und kühlt dabei die Hautoberfläche ab. Davon profitiert auch das unter der Haut in haarfeinen Äderchen fließende Blut, das wiederum den ganzen Körper kühlt.

Der körpereigene Temperaturregulator sorgt zudem dafür, daß sich die Blutgefäße nach Bedarf dehnen oder erweitern. So gelangt mehr warmes Blut aus dem Innern des Körpers an die Hautoberfläche und kann dort die überschüssige Wärme an die Umgebung abstrahlen. Zusätzlich nimmt die Atmung den Kampf gegen die übermäßige Wärme auf. Durch schnelleres Ein- und Ausatmen verdampft Flüssigkeit, das verschafft ebenfalls etwas Abkühlung. Allerdings ist dies für den Körper ziemlich belastend, denn die verstärkte Atmung erhöht die Sauerstoffspannung in den Lungen und unterdrückt den Atmungsreiz.

Hitze fordert den Körper

Bei hohen Temperaturen muß der Körper Höchstleistungen vollbringen, um die Witterungsattacken unbeschadet zu überstehen. Doch das gelingt nicht immer. Wenn der Körper außergewöhnlich viel Schweiß absondert, erschöpfen sich nicht nur die körpereigenen Wasservorräte, sondern es werden auch Stoffe mitausgeschwemmt, die der Organismus dringend braucht: Natrium in Form von Kochsalz, Mineralsalze, Spuren von Ammoniak, Harnstoff, Harnsäure und flüchtige Fettsäuren, die den eigentümlichen Schweißgeruch verursachen.

Wenn die Kochsalzreserven im Körper durch starkes Schwitzen erschöpft sind, regt das Steuerzentrum im Gehirn zum Ausgleich die

Kaliumproduktion an. Diesen Mineralstoff brauchen die Muskel- und Nervenzellen, um auf Reize reagieren zu können. Zirkuliert jedoch zuviel Kalium im Blut, kann das den Herzmuskel schädigen. Der Körper versucht gegenzusteuern, indem er mehr Blutzucker produziert.

Um mit extremer Hitze fertigzuwerden, schaltet der Organismus vorsichtshalber auf Schongang: Er vermindert die Spannung der Muskeln, senkt den Blutdruck und macht das Blut dicker – so gerinnt es schneller. Meist reduziert er auch den Energieverbrauch. Gleichzeitig schüttet das Nebennierenmark Adrenalin und Noradrenalin aus; diese Hormone bewirken, daß der Körper leistungsfähig bleibt. Außerdem bremst das Adrenalin die Schweißbildung.

Vorsicht bei zu niedrigem oder zu hohem Blutdruck!

Bei niedrigem Blutdruck werden die Hochsommertage oft zur Qual. Denn der Organismus ist jetzt kaum noch in der Lage, sich dem Blutdruck anzupassen. Meist fällt er weiter. Die Folge sind Schwindel, schlechte Konzentration, kalter Schweiß bricht aus, Hände und Füße sind unterkühlt, manch einer hat sogar Schmerzen in der Herzgegend.

Bei zu hohem Blutdruck peinigen schon morgens Kopfschmerz, Schwindel, Ohrensausen, Herzklopfen sowie leichte Erregbarkeit. Da stark erhöhter Blutdruck ohnehin behandlungsbedürftig ist, muß der Therapieplan gerade bei warmer Witterung besonders strikt eingehalten werden.

Hitzewellen und schwülwarme Luft strapazieren das vegetative Nervensystem. Die verminderte Leistungsfähigkeit macht sich auch psychisch bemerkbar: Depressiv Veranlagte fühlen sich bei strahlendem Sommerwetter unzufrieden und unglücklich wie bei düsterem Herbst- und Winterwetter.

An heißen Sonnentagen muß der Körper vermehrt Schweiß produzieren, um die Körpertemperatur konstant zu halten. Den Wasserverlust ersetzen Sie am gesündesten mit Mineralwasser.

Tip für Hitzetage!

Beherzigen Sie von Anfang an diese einfachen Regeln, damit die heißen oder feuchtwarmen Tage für Sie angenehm verlaufen:

- Trinken Sie viel.

- Ziehen Sie sich nicht zu warm an.

- Vermeiden Sie jede körperliche Anstrengung.

Kleine Kneipp-Kur

Wasser belebt, erfrischt und kühlt ab. Doch wenn der Hochsommer Seen und Freibäder aufgeheizt hat, hilft nur noch eine kühle Dusche.

- Wenn Sie etwas für ihre körperliche Fitneß tun wollen, dann ist frühmorgens oder abends die beste Zeit. Aber nehmen Sie sich nicht zuviel vor. Achten Sie auf Ihre Körpersignale, und hören Sie rechtzeitig auf, wenn Sie ins Schnaufen oder Schwitzen kommen.

- Schwitzen zur rechten Zeit kann gut sein, um sich gegen hohe Temperaturen abzuhärten. So verstärkt regelmäßiges Schwitzen in der Sauna oder im Dampfbad die Immunabwehr. Die Hitze beschleunigt nicht nur den Kreislauf, sondern verbessert auch die Durchblutung. Da durch den Wechsel von Aufwärmen und Abkühlen die Blutgefäße trainiert werden, verträgt der Körper danach die Sommerhitze besser.

- Bei zu niedrigem Blutdruck helfen morgens abwechselnd kalte und warme Duschen.

- Ein Rosmarinbad wirkt belebend. Deshalb sollten Sie es nicht vor dem Schlafengehen, sondern am frühen Morgen genießen.

- Solange es noch kühl ist, bringen 5 Minuten Gymnastik am offenen Fenster den Kreislauf in Schwung. Doch überfordern Sie sich nicht, beginnen Sie bei schwülwarmem Wetter den Tag behutsam.

- Wenn es die Witterung zuläßt, sollten Sie Ihr kleines Fitneßprogramm erweitern: Wassertreten, Kneippgüsse, Atemgymnastik und Schwimmen sind ideal, um die lästigen Beschwerden bei niedrigem Blutdruck zu bekämpfen.

- Wenn Ihnen im Liegen oder Sitzen schwarz vor Augen wird, stehen Sie langsam auf, und gehen Sie ein paar Schritte.

- Legen Sie von Zeit zu Zeit die Füße hoch, damit sich das Blut nicht in den Beinen staut.

● Sollten die Beine anschwellen, helfen Wickel aus Lehm (Apotheke) oder aus Quark. Verrühren Sie die Masse mit kaltem Wasser zu einem streichfähigen Brei, und tragen Sie ihn auf die geschwollenen Körperpartien auf. Legen Sie einen kalten Lappen darüber, und lassen Sie den Wickel 20 Minuten einwirken.

● Bei zu hohem Blutdruck sind ansteigende Armbäder, kühle Waschungen, Teilgüsse und warme (aber keine heißen!) Kräuterbäder zu empfehlen.

Bewährte Hausmittel

● Falls der Kreislauf unterwegs instabil wird, hilft Rosmarinextrakt: 20 bis 30 Tropfen auf die Zunge träufeln.

Lassen Sie sich von einem homöopathischen Arzt beraten, und besorgen Sie sich speziell für Sie geeignete Hausmittel.

● Wenn der Blutdruck fällt, trinken Sie Tee aus Rosmarin, Besenginster, Herzgespann, Maiglöckchenkraut oder Melisse (Fertigmischungen).

● Die wichtigsten Heilmittel bei Bluthochdruck sind: Buchweizen, Knoblauch, Lindenblüten, Mistel, Schafgarbe, Schneeball und Weißdornbeeren.

● Zu den Heilpflanzen, mit denen Sie die Gefäße des Kreislaufsystems regulieren können, gehören Ingwer, Löwenzahn, Mate, Paprika, Rosmarin und Roßkastanie.

● Extrakte aus Ginkgoblättern können die Durchblutung verbessern.

Homöopathische Mittel

● Bei niedrigem Blutdruck nehmen Sie Crataegus, Veratum album D3.

● Bei hohem Blutdruck helfen Arnica D3, Aurum D4, Barium carbonicum D4, Viscum album.

Akupressur

● Bei niedrigem Blutdruck akupressieren Sie mehrmals täglich die Innenseite des kleinen Fingers, direkt neben dem unteren Ende des Fingernagels, dreimal kurz hintereinander.

● Bei hohem Blutdruck pressen und ziehen Sie erst den linken, dann den rechten Mittelfinger dreimal hintereinander – fünfmal am Tag.

Gesunde Ernährung

● Nehmen Sie reichlich Flüssigkeit zu sich, bevor Sie sich der Hitze aussetzen. Gut sind ungesüßte Fruchtsäfte, Mineralwasser, Früchtetees oder alle wichtigen Mineralien enthaltende isotonische Getränke.

Wenn Sie bei Hitze Ihrer Stadt nicht den Rücken kehren können, sollten Sie sich möglichst viel in Parks und Grünanlagen aufhalten. Dort ist die Luft 2 bis 3° C kühler als im Häusermeer.

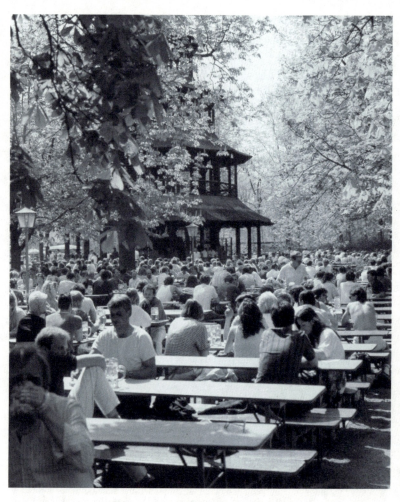

● Wenn Sie bereits ins Schwitzen gekommen sind, sollten Sie darauf achten, daß Sie dem Körper nicht nur die Flüssigkeit, sondern auch das damit verlorengegangene Natriumchlorid (Kochsalz) wieder ersetzen. Das Salz bindet die Flüssigkeit im Körper.

● Darüber hinaus brauchen Sie in der warmen Zeit genügend Kalium, das den Wasser- und Elektrolythaushalt des Körpers reguliert. Aprikosen, Orangen, Vollkorn, Milch, Käse, Fisch, mageres Fleisch, Geflügel, Hefe, grünes Blattgemüse, Bohnen und Bananen enthalten viel von diesem lebenswichtigen Mineral.

● Bei sommerlicher Hitze sollten Sie Gemüse- und Obstsorten essen, die sehr viel Wasser und Mineralien enthalten: Melonen, Gurken, Zucchini, Radieschen, Salate, Papayas und Erdbeeren.

● Das beste Mittel gegen sommerliche Magen-Darm-Beschwerden ist peinlichste Sauberkeit: Waschen Sie sich möglichst oft die Hände, spülen Sie Koch- und Eßgeschirr sofort nach dem Gebrauch gründlich ab, verwenden Sie nur frische Geschirrtücher.

● Schützen Sie die Nahrung vor Fliegen. Vermeiden Sie Berührungen mit allen, die bereits unter Magenbeschwerden und Durchfall leiden. Trinken Sie kein abgestandenes Wasser, sondern verwenden Sie Mineralwasser und Fruchtsäfte, die in geschlossenen Flaschen aufbewahrt werden. Essen Sie nur industriell hergestellte Eiscreme, sie ist in der Regel ungefährlicher. Vorsicht ist bei Milch, Rahm, Sahne oder Mayonnaise, Fleisch, Fisch, Geflügel und rohem Gemüse geboten, weil sich in ihnen Krankheitserreger entwickeln können.

Passen Sie sich der Hitze an

● Falls Sie empfindlich auf hohe Temperaturen reagieren, sollten Sie sich langsam der Hitze anpassen. Suchen Sie ein schattiges Plätzchen, und unternehmen Sie nichts, was Sie allzusehr ins Schwitzen bringt.

● Schalten Sie Ihre Klimaanlage erst bei Temperaturen über 24° C ein; zuvor genügt ein Ventilator. Noch besser ist es, ohne Klimaanlage auszukommen, denn wenn Sie aus wohlklimatisierten Räumen in die Hitze kommen, trifft Sie die schwülwarme Luft ganz besonders.

● Falls Sie der schwülen Witterung für ein paar Tage entfliehen wollen: Ein Aufenthalt in etwa 600 bis 1000 Metern Höhe ist bei Herz-Kreislauf-Problemen äußerst günstig.

● Wenn Sie Ihrer Stadt nicht den Rücken kehren können, sollten Sie sich möglichst viel in Parks und Grünanlagen aufhalten. Dort ist die Luft 2 bis 3° C kühler als im Häusermeer.

● Tragen Sie bei schwülem Wetter möglichst nur Kleidung, die luftig, leicht und hell ist. Sie sollte aus Naturfasern wie Baumwolle und Leinen bestehen, weil sie die Körperwärme und den Schweiß nicht am Körper staut. Die scheinbar kühl wirkende Seide ist dagegen bei Hitze nicht geeignet, weil der Stoff so feinmaschig ist, daß er eher isolierend wirkt und die Hitze staut.

● Ideal sind weite Kleidungsstücke, unter denen die Luft zirkulieren kann. Denn selbst Baumwolle kann Schweiß nur bis zu einer bestimmten Menge aufnehmen.

Überfordern Sie sich an heißen Tagen nicht. Intensiver Sport, Hektik und Streß sind jetzt nicht gefragt.

Wenn die Hitze zugeschlagen hat

Wer sich bei hohen Temperaturen körperlich anstrengt, nicht genügend trinkt oder zu wenig schwitzt, kann einen Hitzekollaps bekommen.

Hitzepickel

Bei übermäßigem Schwitzen bedecken harmlose, aber juckende Pickel die Haut. Die winzigen roten Pünktchen treten überall dort auf, wo sich Schweiß sammelt. Die mit Wasser gefüllten Bläschen platzen nach kurzer Zeit und trocknen aus.

● Kühles Duschen und Waschen der betroffenen Partien mit klarem Wasser lindert den Juckreiz etwas.

● Oft hilft ein leichter Puder, der den Schweiß aufsaugt und die Haut trocken hält.

● Es sollten auf keinen Fall fetthaltige Cremes aufgetragen werden.

Hitzekrämpfe

Bei schwerer Arbeit und großer Hitze ziehen sich die Muskeln schmerzhaft zusammen; der Grund ist ein Kochsalzverlust.

● Lutschen Sie Salztabletten.

● Trinken Sie eine schwache Kochsalzlösung (1 Teelöffel Salz auf 1 Liter Wasser).

Hitzekollaps

Die typischen Anzeichen sind Müdigkeit, Schwindel, Kopfschmerzen, Übelkeit und Ruhelosigkeit; es kann auch zu Hitzekrämpfen in den Beinen, Armen, dem Rücken oder Bauch kommen.

● Bringen Sie den Betroffenen an einem kühlen Ort.

● Die Füße sollten möglichst etwas hochgelagert werden, damit das Blut leichter zurückfließen kann.

● Ist der Betreffende noch bei Bewußtsein, sollte er langsam eine salzhaltige Flüssigkeit trinken.

● Falls er bewußtlos ist, muß er in eine stabile Seitenlage gebracht werden, bis er das Bewußtsein wiedererlangt. Dies geschieht meist nach wenigen Minuten, sobald das Gehirn normal durchblutet wird. Danach sollte er ebenfalls eine salzhaltige Lösung (1 Teelöffel Salz auf 1 Liter Wasser) trinken.

Hitzschlag

Körpertemperaturen von 41,5° C sind dann möglich. Typische Anzeichen sind übermäßiges Schwitzen, eine gerötete, trockene, heiße Haut, ein schneller, kräftiger Puls und ein flacher Atem; hinzu kommen Verwirrung, eventuell auch Bewußtlosigkeit.

● Alarmieren Sie sofort einen Arzt.

● Bis der Mediziner eintrifft, muß der Geschwächte an einem kühlen, ruhigen Ort mit erhöhtem Oberkörper oder – falls er bewußtlos ist – auf der Seite stabil gelagert werden. Er sollte entkleidet in ein kaltes, nasses Tuch gehüllt oder auf andere Art abgekühlt werden, bis die Körpertemperatur auf 38° C gesunken ist.

Sonnenstich

Eine gefährliche Variante des Hitzschlags ist der Sonnenstich, der besonders das Gehirn betrifft. Kleine Kinder sind besonders gefährdet, da ihr Kopf von den dünnen Haaren nicht so gut geschützt ist. Typische Anzeichen sind Kopfschmerzen, Übelkeit, Erbrechen und Bewußtlosigkeit, der Kopf ist hochrot und heiß, die Haut ist kühl.

● Bei starker Sonne sollten Sie stets einen Hut aufsetzen.

● Trinken Sie bei Hitze viel.

● Vermeiden Sie zu anstrengende körperliche Aktivitäten.

● Bei Kopfschmerzen müssen Sie sich sofort in den Schatten legen – mit kühlen Umschlägen auf Stirn und Nacken.

Magen-Darm-Beschwerden

Sommerliche Erkrankungen von Magen und Darm sind meist durch Krankheitserreger in Lebensmitteln verursacht, die Magenverstimmungen, Blähungen, Durchfall und Bauchkrämpfe hervorrufen.

● Fasten Sie bei einsetzenden Magen-Darm-Beschwerden 1 bis 2 Tage.

● Legen Sie sich ins Bett, halten Sie die Füße warm, und trinken Sie reichlich. Der Körper braucht die verlorene Flüssigkeit und die Salze sofort wieder. Ideal sind ungesüßter Tee und kohlensäurearmes Mineralwasser.

● Knoblauch wirkt antibakteriell; essen Sie ihn frisch oder als Präparat.

● Beginnnen Sie nach dem Fasten mit Haferschleim, geriebenem Apfel und Zwieback.

Sollte der Durchfall nach 1 bis 2 Tagen nicht zum Stillstand kommen, müssen Sie einen Arzt aufsuchen.

Wenn die Sommergrippe mit ihren unangenehmen Bauchschmerzen bereits da ist, hilft nur eins: fasten.

Kältestreß

Bei einer Kaltfront zeigt sich der Himmel von seiner düstersten Seite: Meist bläst ein zuweilen stürmischer Wind, den je nach Jahreszeit schauerartige Regen-, Graupel-, Hagel- oder Schneefälle begleiten. Das trübe Wetter drückt besonders Sensiblen auf die Stimmung. Kopfschmerzen, Nervösität und Schlaflosigkeit sind die Folgen.

Nicht jeder kann die Kälte so unbeschwert genießen wie in jungen Jahren. Das wirksamste Mittel gegen Kältestreß ist die Abhärtung. Ideal sind Kneippsche Wasseranwendungen!

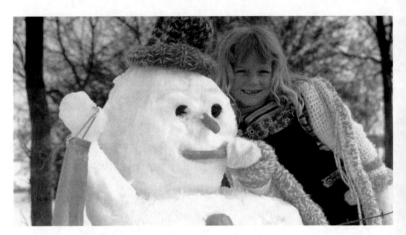

Kälte fordert den ganzen Körper

Es ist erstaunlich, wie genau der Mensch seine Körpertemperatur bei etwa 37° C hält, obwohl die äußeren Temperaturen kräftig schwanken. Möglich macht das ein biologischer Thermostat im Gehirn: der Hypothalamus. Diese an der Basis des Gehirns liegende Schaltstelle steuert Abweichungen entgegen. Wer sich leicht bekleidet zu lange im Freien aufhält, aktiviert den Hypothalamus, die Körpertemperatur nicht unter den Normalwert sinken zu lassen: Er regt die Schilddrüse an, vermehrt Thyroxin freizusetzen. Dieses Hormon regt den Stoffwechsel an, Körperfett schneller in Energie umzuwandeln und so innere Wärme zu erzeugen. Zum anderen bringt der Hypothalamus die Skelettmuskulatur zum Zittern. Diese rhythmischen Muskelzuckungen setzen ebenfalls innere Wärme frei. Bei Kälte ziehen sich die kleinen glatten Muskeln in der Haut unwillkürlich zusammen und richten die feinen Haare auf. Diese »Gänsehaut« ist ein Relikt aus grauer Vorzeit, als unsere vierbeinigen Urahnen ihr Fellkleid aufplusterten, um sich warm zu halten. Gleichzeitig erhält das vegetative

Nervensystem den Befehl, die Blutgefäße zu verengen. Dadurch gelangt weniger Blut an die Körperoberfläche, um dort Wärme abzugeben, und es fließt weniger abgekühltes Blut zurück. Den lebenswichtigen Organen im Körperinnern bleibt so Wärme erhalten. Außerdem steigern die verengten Blutgefäße den Blutdruck.

Bei einer Herzerkrankung oder bei hohem Blutdruck macht sich Kälte unangenehm bemerkbar. Die notwendige Funktionssteigerung des Organismus, die Herz und Kreislauf fordert, kann jetzt nicht nur Erregungszustände auslösen, sondern auch Herz und Arterien schädigen. Besonders Ältere, deren Blutgefäße nicht mehr so elastisch auf den Temperaturstreß reagieren, bekommen Probleme mit der Blutregulation.

Wenn es draußen immer kälter wird, produziert der Körper mehr Wärme, denn die Körpertemperatur muß bei etwa 37° C gehalten werden.

Wer zu Koliken neigt, muß bei kaltem Wetter ebenfalls mit Attacken rechnen. Gallensteine, Magendurchbrüche, Embolien, Rheumaschübe und der Grüne Star machen sich gern bei Kälte bemerkbar. Auch wer gelegentlich unter Krämpfen zu leiden hat – Epileptiker oder Patienten mit Angina pectoris (Herzkrämpfen) – erlebt bei Kälte oft Anfälle. Und natürlich schwächt der Kältestreß die körpereigenen Abwehrkräfte.

Vorsicht beim Frieren!

Wenn Sie zum Frieren oder Frösteln neigen, Ihre Haut nur mangelhaft durchblutet ist, Sie häufig kalte Hände und Füße haben oder wenn Sie auf Kälte und Zugluft äußerst empfindlich reagieren, könnten das erste Hinweise auf eine rheumatische Erkrankung sein. Sie beginnt meist heimtückisch und unbemerkt und wird erst erkannt, wenn das schmerzhafte Geschehen bereits begonnen hat.

Hinter vermeintlichen Frostbeulen können sich Venenentzündungen, Arzneimittelunverträglichkeiten oder sogar Hauttumore verstecken.

Falls Sie den begründeten Verdacht haben, daß Ihre Beschwerden nicht allein der Kälte anzulasten sind, sollten Sie einen Arzt aufsuchen und sich gründlich untersuchen lassen.

Kleine Kneipp-Kur

Ein kalter Winterabend ist eine Aufforderung für ein heißes Vollbad mit angenehm duftenden Pflanzenölen.

● Trainieren Sie Ihre Gefäße, indem Sie regelmäßig heiß und kalt duschen.

● Da Unterkühlung durch Stoffwechsel- und Kreislaufschäden begünstigt wird, helfen vorbeugend kalte Waschungen, Bäder, Wassertreten oder Barfußgehen beim Abhärten.

● Sollten Sie sich bereits Erfrierungen oder Frostbeulen geholt haben: jetzt heilt die Sauna. Doch Vorsicht: Bei Herzschwäche, sehr hohem Blutdruck und Nierenleiden ist von Saunagängen abzuraten. Im Zweifel sollten Sie den Arzt zu Rate ziehen.

● Ein warmes Bad mit einem Aufguß aus Eichenrinde, Ackerschachtelhalm oder Senfmehl kann die Frostschäden wohltuend mildern.

● Falls die Kälte Ihren Blutdruck in die Höhe treibt: Machen Sie ansteigende Armbäder oder kühle Waschungen, Teilgüsse und warme (aber keine heißen!) Kräuterbäder.

● Wenn Sie eine innere Unruhe verspüren, nehmen Sie ein warmes Vollbad, dem Sie einen Extrakt von Thymian oder Schafgarbe zugesetzt haben.

Bewährte Hausmittel

● Halten Sie bei Kälte den Blutdruck mit diesen Heilmitteln niedrig: Buchweizen, Knoblauch, Lindenblüten, Mistel, Schafgarbe, Schneeball, Weißdornbeeren und Zwiebeln.

● Bei starkem Herzklopfen hilft ein Tee aus Baldrian, Helmkraut oder echtem Herzgespann.

● Falls es bereits zu leichten Erfrierungen gekommen ist, kann eine Teemischung den Heilungsvorgang beschleunigen: Bärlappkraut, Bockshornkleesamen, Kardobenediktenkraut und Stiefmütterchenkraut.

● Sind die Frostbeulen noch geschlossen, helfen dünne Auflagen aus Paprika, geriebenem Meerettich, Zwiebel oder Heilerde. Ebenso kann eine Salbe aus Holunderblättern oder eine Tinktur aus der Ingwerwurzel die Schmerzen lindern.

Homöopathische Mittel

● Wenn der Blutdruck zu sehr ansteigt, helfen Arnica D3, Aurum D4, Barium carbonicum D4, Viscum album.

● Gegen Kälteempfindlichkeit nehmen Sie Dulcamara D6, Rhus toxicodendron D12, Hepar sulfuris D12, Spigelia D12, Silicea D12.

● Schmerzen bei Frostschäden lindern Abrotanum, Agaricus D12, Petroleum D3.

Akupressur

Bei zu hohem Blutdruck pressen und ziehen Sie erst den linken, dann den rechten Mittelfinger dreimal hintereinander – fünfmal am Tag.

Gesunde Ernährung

● Bevorzugen Sie Nahrungsmittel, die viel Kohlenhydrate, möglichst in Form von Stärke, enthalten: Brot, Nudeln, Kartoffeln,Reis. Sie wirken bei kühlem Wetter einer etwaigen Übererregung entgegen.

● Verzichten Sie aus dem gleichen Grund auf koffeinhaltige Getränke. Weichen Sie auf andere warme Getränke aus: Kräutertee, Malzkaffee oder Kaffee-Ersatz.

● Essen Sie nicht mehr als zu anderen Zeiten.

● Bevorzugen Sie fett- und kohlenhydratreiche Speisen, wenn Sie sich längere Zeit in extrem kalter Umgebung (Winter im Hochgebirge) aufhalten.

● Als Nahrungsergänzung haben sich Vitamin C und Enzyme (Wobenzym aus der Apotheke) bewährt.

Bei Kälte haben die meisten auf ganz andere Speisen Appetit als bei Hitze: Jetzt ist die Zeit für deftige Gerichte.

Passen Sie sich der Kälte an

● Da alle automatisch ablaufenden Körperreaktionen auf Kälte vom Hypothalamus gesteuert werden, spielt hier die Psyche mit. Deshalb raten einige Wissenschaftler, man solle sich in kalten Zeiten »warme Gedanken« machen: Wer an Wärme denkt, so die Folgerung, dem wird nicht sehr kalt werden.

● Schützen Sie sich vor klirrender Kälte, indem Sie mehrere Kleidungsstücke übereinandertragen, damit zwischen den einzelnen Stoffen isolierende Luftpolster entstehen. Sie halten warm.

● Achten Sie darauf, daß Sie nicht ins Schwitzen kommen, denn dadurch verlieren Sie zusätzliche Körperwärme.

● Bei kühler und feuchter Witterung ist warme und zugleich wasserdichte Kleidung günstig, weil sie trocken bleibt. Bedenken Sie: Zu Unterkühlung kann es auch bei Temperaturen über 0° C kommen!

● Wärmen Sie sich mindestens 2 Stunden lang auf, wenn es Ihnen unangenehm kalt war.

● Wenn Sie für Frostbeulen anfällig sind, sollten Sie bei wechselhaftem, naßkaltem Wetter stets Hände und Füße warm einpacken und die Ohren schützen.

Wenn die Kälte zugeschlagen hat

Unterkühlung

Leichte Erfrierungen riskieren Sie bereits, wenn sie sich länger bei Temperaturen unter dem Gefrierpunkt aufhalten.

Wer sich länger in dünner oder feuchter Kleidung der Kälte aussetzt, kann sich bereits bei Temperaturen um 0° C unterkühlen und damit seinen Körper bedenklich überfordern. Bei einer Körpertemperatur von 36 bis 34° C beginnt der Unterkühlte zu zittern, Arme und Beine schmerzen, der Puls ist leicht erhöht.

● Der Körper muß sofort wiedererwärmt werden. Das sollte nach Möglichkeit unter ärztlicher Kontrolle erfolgen, weil es dabei leicht zu Atem- und Kreislaufstörungen kommen kann.

● Der Unterkühlte darf nicht durch Bewegung erwärmt werden, sondern muß ruhig und flach hingelegt und so schnell wie möglich in ein Krankenhaus transportiert werden, sonst droht der Bergungstod. Durch jede Bewegung – schon ein Kippen in die Vertikale – fließt kaltes Blut in das Innere des Körpers, also auch zum Herzen, wo ein abrupter weiterer Temperaturabfall gefährliches Kammerflimmern auslösen kann.

● Ist kein Arzt zur Stelle, muß man den Unterkühlten in Decken, Wärmeschutzfolien oder in einem vorgewärmten Bett aufwärmen.

● Wenn der Betroffene bei vollem Bewußtsein ist, sollte er warmen, stark gesüßten Tee, aber niemals Alkohol trinken, da Alkohol die peripheren Arterien erweitert. Dadurch strömt Blut in den Körper, wodurch die Auskühlung beschleunigt wird.

● Die Gliedmaßen dürfen nicht warmgerubbelt werden. Wird die Haut zu rasch wiedererwärmt, können »Frostbeulen« entstehen. Diese 2 bis 5 Zentimeter großen lilaroten Beulen entstehen bei Temperaturen von 5 bis 16° C. Die juckenden, fleckenartigen Schwellungen, meist an den Händen, Füßen oder Ohren, vereitern und kehren im nächsten Winter wieder, da die feinen Blutgefäße nicht mehr normal funktionieren.

● Bei einer leichten Unterkühlung reicht es oft, den Kopf zu bedecken, über den man bis zu einem Fünftel der

Körpertemperatur verliert. Geben Sie etwas Warmes zu trinken.

Erfrierungen ersten Grades

Jetzt ist die betroffene Haut blaß und blaurot gefleckt. Ist die Körpertemperatur auf 34 bis 37° C gesunken, wird der Betroffene leicht reizbar, benommen und verwirrt, er spricht zunehmend undeutlicher. Das Atmen fällt schwer, das Herz schlägt langsamer, und der Körper wird nicht mehr ausreichend mit Sauerstoff versorgt. Das Kältezittern hört auf, und Bewußtlosigkeit setzt ein.

● Der betroffene Bereich muß mit warmem Wasser erwärmt werden.

● Die Haut beginnt sich daraufhin zu röten, zu jucken und leicht zu schmerzen. Auf keinen Fall darf das erfrorene Gewebe mit Schnee eingerieben oder mit kalten oder heißem Wasser aufgetaut werden. Bei Erfrierungen muß stets der ganze Körper erwärmt werden, nicht nur der betroffene Abschnitt. Dabei darf das Wasser anfangs Raumtemperatur haben und langsam, jedoch niemals über die Körpertemperatur hinaus.

Erfrierungen zweiten Grades

Hier fällt als erstes eine Gefühllosigkeit der betroffenen Körperglieder auf; dann bilden sich Blasen.

● Die erfrorenen Körperstellen müssen mit einem sterilen Tuch bedeckt, gepolstert und eventuell geschient werden.

● Bringen Sie den Betroffenen nach dieser Erstversorgung schnellstens in ein Krankenhaus, wo die Erfrierung weiter behandelt werden muß.

Erfrierungen dritten Grades

Die Haut der erfrorenen Körperpartien ist hart, fahl, kalt und absolut gefühllos. Bedenken Sie: Bei einer Körpertemperatur von nur mehr 27° C fällt der Betroffene in tiefe Bewußtlosigkeit, die niedrige Temperatur lähmt die Atmung, und die Lungen können nicht mehr arbeiten. Der Tod setzt ein.

● Der Betroffene muß sofort ärztlich versorgt werden.

● Wenn das im Notfall nicht möglich ist, darf der gesamte Körper nur behutsam erwärmt werden – mit Decken oder Wärmflaschen.

Nasenspitze, Ohren, Kinn, Hände und Füße sind bei Erfrierungen zuerst betroffen. Die Gewebeschädigungen sind äußerst schmerzhaft.

161

● Halten Sie bei Frostwetter den Brustkorb warm. So vermeiden Sie Kältestreß für das Herz.

● Setzen Sie bei großer Kälte eine warme Mütze auf, damit nicht allzuviel Wärme über den Kopf verlorengeht. Der Körper stellt sich bei Kälte darauf ein, das lebenswichtige Gehirn auf Kosten weniger notwendiger Gewebe mit Blut zu versorgen. Das hat den Vorteil, daß die Temperatur im Gehirn annähernd gleichbleibt, wenn Nase und Ohren schon eiskalt sind.

● Atmen Sie möglichst immer durch die Nase, weil sich die Luft so durch den längeren Weg zur Lunge besser erwärmt. Legen Sie bei Minusgraden einen Schal um Mund und Nase. Die so eingeatmete Luft ist schon etwas vorgewärmt.

● Trinken Sie keine alkoholhaltigen Getränke, bevor Sie in die Kälte gehen. Alkohol erhöht die Kälteabgabe des Körpers.

Kopfschmerzen

Wenn der Zusammenstoß von Warm- und Kaltluft Kopfschmerzen auslöst, dann wird jede Bewegung und jeder Gedanke zur Qual.

Ein dumpfer Druck, ein Klopfen, Stechen oder Bohren hinter der Stirn oder unter dem Scheitel entsteht, wenn die kleinen Blutgefäße im Kopf sich zu sehr verkrampfen oder erweitern. Bei wetterbedingten Kopfschmerzen, die meist bei warmen Fallwinden oder dem Durchzug eines Tiefdruckgebiets vom fehlgesteuerten vegetativen Nervensystem ausgelöst werden, schmerzt zumeist der ganze Kopf, oder Sie fühlen einen so starken Druck, als stecke der Kopf in einem Schraubstock. Manchmal kommen leichte Übelkeit und Schwindel hinzu.

Bei starken atmosphärischen Turbulenzen kann sich aber jedes Organ, wenn es geschwächt oder erkrankt ist, mit Kopfschmerzen bemerkbar machen.

Kleine Kneipp-Kur

● Halten Sie Ihre Füße oder Arme abwechselnd unter warmes und kaltes Wasser. Alle Wechselgüsse und -bäder eignen sich hervorragend, um Kopfschmerzen zu lindern.

● Nehmen Sie ein warmes Heilkräuterbad, dem Sie Auszüge von Melissen- oder Lavendelblüten, Rosmarin oder Baldrian zusetzen. Die Pflanzenwirkstoffe entspannen das Gefäßsystem und können Kopfschmerzen im Nu vertreiben.

● Falls Ihnen Kälte besser hilft: Übergießen Sie Ihr Gesicht mit einem kalten Wasserstrahl, oder legen Sie sich kühle Packungen auf die schmerzende Kopfpartie.

● Bei einer verkrampften Nackenmuskulatur helfen heiße Auflagen.

● Tauchen Sie Socken in kaltes Wasser, wringen Sie sie leicht aus, ziehen Sie sie an, und streifen Sie trockene Socken darüber. Mit dieser feuchten Fußpackung legen Sie sich ins Bett.

Bewährte Hausmittel

● Reiben Sie Stirn, Schläfen und Nacken mit Majoran-, Rosmarin- oder Pfefferminzöl ein.

Versuchen Sie nicht, Kopfschmerzen mit Tabletten zu bekämpfen; schon bald würde die notwendige Dosis immer größer. Hilfreicher sind bewährte Hausmittel!

● Legen Sie frisch zerdrückte Melissenblätter auf die schmerzende Stirn, die Schläfen und den Nacken.

● Trinken Sie ein Glas Wasser mit gesüßtem Zitronensaft.

● Wenn Sie einen robusten Magen haben, hilft auch eine Tasse Espresso ohne Milch und Zucker mit dem Saft einer halben Zitrone.

● Nehmen Sie einen Eßlöffel Melissensaft (Reformhaus) mit einem Teelöffel Honig ein, oder nehmen Sie 1 bis 3 Teelöffel Melissengeist mit mindestens der doppelten Menge Flüssigkeit zu sich.

● Brühen Sie sich einen Tee aus Baldrianwurzel, Pfefferminzblättern, Melissenblättern, Weidenrinde, Schlüsselblumenblüten oder Lavendelblüten.

● Versuchen Sie es mit dieser Teemischung: Johanniskraut, Melisse, Mistel und Salbei.

● Nehmen Sie 50 Tropfen Ginkgoblätterextrakt (Apotheke) mit etwas Wasser ein.

● Trinken Sie schluckweise eine Tasse heißen Kaffee, Mokka oder Espresso. Das Koffein wirkt entkrampfend auf die verengten Gefäße im Gehirn. Aufgepaßt: Trinken Sie nicht regelmäßig zuviel Kaffee, sonst tauschen Sie die Kopfschmerzen gegen Schlaflosigkeit und Nervosität ein. Manchmal kann das Koffein sogar eine allergische Kopfschmerzreaktion auslösen.

Homöopathische Mittel

● Bei dumpfem Kopfschmerz aufgrund von Wetterfühligkeit probieren Sie Kalium phosphoricum D6.

● Den stechenden Kopfschmerz lindern Ignatia-D-6-Tabletten.

● Bei Kopfschmerz zur Zeit einer Föhnwetterlage: Gelsemium D4.

● Kopfschmerz bei Kälte heilt Rhus toxicodendron D6.

● Bei Gewitter und gleichzeitigen Kopfschmerzen hilft Natrium carbonicum D12.

● Bei Kopfschmerz mit leichtem Schwindel und Übelkeit nehmen Sie Cocculus D4.

Akupressur

● Wenn die Schläfen schmerzen, drücken Sie mit dem Finger fest auf die Innenseite der großen Zehen, unmittelbar neben dem Nagelbett.

● Ziehen die Schmerzen vom Hinterkopf bis zum Nacken, akupressieren Sie die Unterseite der großen Zehe, zwischen Fußsohle und Zehenspitze.

Gesunde Ernährung

Lebensmittel können Kopfschmerzen verstärken! Verzichten Sie auf Wurst und alles Gepökelte.

● Essen Sie möglichst reizarme Kost mit viel frischem Obst und Gemüse. Doch meiden Sie Tomaten, Orangen und andere Zitrusfrüchte. Sie enthalten Histamin, das verdächtigt wird, allergische Kopfschmerzen auszulösen.

● Streichen Sie alle Nahrungs- und Genußmittel von Ihrem Speiseplan, deren Inhaltsstoffe Kopfschmerzen und Migräneanfälle provozieren können. Dazu gehören Wurst und Pökelfleisch, denn darin ist Natriumnitrit versteckt. Vorsicht auch bei Hering, Käse und Rotwein, sie enthalten das Allergen Tyramin. Chinesisches Essen und viele Fertigprodukte sind oft reichlich mit dem Geschmacksverstärker Natriumglutamat gewürzt, das ebenfalls Kopfschmerzen hervorrufen kann. Weitere verdächtige Nahrungsmittel sind Schokolade und Kakao (Dopamin und Phenyläthylamin), Alkohol (Histamin), Kaffee und Cola (Koffein), Schwarzer Tee (Koffein und Theobromin).

● Als Nahrungsergänzung eignen sich bei Kopfschmerzen 100 Milligramm Niacin dreimal täglich, 100 Milligramm Vitamin-B-Komplex zweimal täglich, dazu Kalzium und Magnesium – im Handel als Kombinationspräparat erhältlich. Zusätzlich können Sie Omega-3-Fettsäuren (in Fisch und Lebertran) und Gamma-Linolsäuren (in Borretschöl und Nachtkerzenöl) einnehmen.

Bewußte Entspannung

● Sobald Sie den ersten Anflug von Kopfschmerzen spüren, sollten Sie sich entspannen. Legen Sie sich möglichst sofort hin, damit sich die Muskeln im Nacken, die häufig den Kopfschmerz verursachen, nicht weiter verkrampfen. Halten Sie die Augen geschlossen, und atmen Sie tief, um die strapazierten Muskeln wieder mit Sauerstoff zu versorgen.

● Tanken Sie Sauerstoff: Auch ein Spaziergang an der frischen Luft kann – ebenso wie ein kurzer Barfußmarsch durch nasses Gras (nur im Sommer!) – die Verspannung lösen.

Tip bei Kopfschmerzen!

Weil Kopfschmerzen viele Ursachen haben können, sollten Sie bei starken und anhaltenden oder häufig wiederkehrenden Kopfschmerzen nicht allein auf Selbsthilfemaßnahmen oder Schmerztabletten setzen, sondern zum Arzt gehen. Denn nur wenn keine organische Krankheit oder Störung existiert, sind die Kopfschmerzen möglicherweise aufgrund einer Wetterfühligkeit entstanden und können durch die angegebenen Heilmittel beseitigt werden.

Kopfschmerzen können ein Zeichen für Organerkrankungen oder Muskelverspannungen im Nackenbereich sein.

Migräne – ein Blitz aus heiterem Himmel

Migräne ist ein jäh auftretender Kopfschmerz, der häufig auf eine Kopfseite beschränkt ist oder von einer Seite auf die andere wechselt. Der pulsierende, klopfende oder pochende Schmerz zieht vom Nacken nach vorn bis zu den Schläfen. Manchmal hält die Migräne tagelang an. Dabei hat sie unangenehme Begleiterscheinungen: Den Betroffenen ist schwindelig und übel, sie möchten sich übergeben. Oft flimmert es ihnen vor den Augen, sie sind besonders lichtscheu und lärmempfindlich. Viele Migränepatienten leiden zeitweilig auch an Spannungskopf-schmerzen, die durch unbewußte Verspannungen der Muskeln im Kopf- und Nackenbereich entstehen.
Zu den Migräneattacken kommt es häufig bei bereits vollzogenem Wetterumschwung, auf der Rückseite einer Kaltfront, wenn es im Sommer also naß und kühl, im Winter naßkalt ist. Aber auch bei trockener Föhnwetterlage und bei schwüler Witterung müssen Wetterfühlige, die zu Migräne neigen, mit plötzlichen Anfällen rechnen. Für manche ist der Migräneschmerz unerträglich.

Wodurch diese Art von Kopfschmerz entsteht, ist bis heute noch nicht restlos geklärt. Man nimmt an, daß bestimmte Veränderungen im Stoffwechsel der Nervenzellen im Gehirn sowie zeitweilige Schwankungen der Blutzirkulation im Kopf und ein besonderes Verhalten der Blutplättchen die typischen Symptome der Migräne verursachen. Wenn es Ihnen gelingt, Ihren Organismus so abzuhärten, daß Sie insgesamt weniger wetterfühlig sind, kann das ganz wesentlich dazu beitragen, daß die Anfälle seltener auftreten.

Kleine Kneipp-Kur
● Waschen Sie morgens Ihren Oberkörper kalt ab.
● Legen Sie sich kühlende Kompressen auf die Augen.
● Probieren Sie ansteigende Arm- und Fußbädern aus. Doch Vorsicht: Heiße Bäder oder Saunabesuche werden oftmals nicht so gut vertragen.

Bewährte Hausmittel

Ein kühles Tuch auf der Stirn oder im Nacken und Pfefferminzöl oder eine mentholhaltige Creme auf den Schäfen lindern Migräneanfälle.

● Reiben Sie Ihre Schläfen mit alkoholhaltigem Gesichtswasser, mit Melissengeist oder Pfefferminzöl ein.
● Trinken Sie Kümmel-, Fenchel- oder Majorantee dreimal am Tag in kleinen Schlucken.
● Morgens auf nüchternen Magen trinken Sie ein kleines Gläschen Petersiliensaft (Reformhaus).
● Probieren Sie eine Teemischung aus Johanniskraut, Faulbaumrinde und Schlüsselblumen.
● Leichte Formen von Migräne lassen sich oft schon mit einer Tasse Kaffee unterdrücken. Aber Vorsicht, auch hier gilt: Trinken Sie nicht regelmäßig viel Kaffee, denn das darin enthaltene Koffein kann, ebenso wie Nikotin und Alkohol, die Migräne verstärken.

Homöopathische Mittel
● Migränekopfschmerz, der im Nacken beginnt, vor allem bei warmen Fallwinden, heilt Gelsemium D6.
● Bei Migräne mit Schwindel und Übelkeit hilft Cyclamen D4.
● Migräneanfälle mit Sehstörungen müssen rechtzeitig mit Iris D4 behandelt werden.
● Bei linksseitigen Kopfschmerzen hilft Spigelia D4.
● Sitzen die Schmerzen über dem rechten Auge, dann probieren Sie Sanguinaria D4.

Akupressur

● Drücken Sie mit den Fingern mehrmals hintereinander fest auf die schmerzende Stelle, ohne die Haut hin- und herzubewegen.

● Akupressieren Sie anschließend den Mittelscheitel, indem Sie ihn leicht abklopfen, immer in die Richtung, in der der Schmerz zieht.

● Zur Vorbeugung können Sie diese Punkte morgens, mittags und abends akupressieren: Legen Sie den Daumen an den Zeigefinger. Am Ende der tiefen Hautfalte, die sich daraufhin in dem weichen Muskelgewebe zwischen Daumen und Zeigefinger bildet, liegt der Punkt. Klemmen Sie ihn mit dem Zeigefinger und Daumen der anderen Hand fest ein, bis Sie einen leichten Schmerz spüren.

Gesunde Ernährung

● Bevorzugen Sie vitamin- und mineralstoffreiche Kost: Obst, Gemüse und Vollkornprodukte. Meiden Sie die schon im Zusammenhang mit den Kopfschmerzen genannten Nahrungs- und Genußmittel.

● Mit Magnesium lassen sich Migräneattacken mildern oder sogar vorbeugend verhindern. Der Mineralstoff wirkt entkrampfend auf die Gefäßmuskulatur. Magnesium können Sie mit manchen Mineralwässern, Fleisch, Vollgetreide, Bierhefe, Hülsenfrüchten, Nüssen, Bananen, Kartoffeln und Blattgemüse aufnehmen. Da viele Pflanzen durch Überdüngung zuwenig Magnesium enthalten, ist es ratsam, zusätzlich Magnesium aus der Apotheke einzunehmen.

Bewußte Entspannung

● Legen Sie sich in einem dunklen Raum flach auf den Boden.

● Massieren Sie mit dem Daumen Stirn und Schläfen.

● Danach massieren Sie die Kopfhaut mit allen Fingern, von der Mitte oben zur Seite hin.

● Atmen Sie dabei tief ein und langsam wieder aus.

Lernen Sie, sich völlig zu entspannen, dann bekommen Sie die lästigen Kopfschmerzen besser in den Griff.

Tip bei Migräne!

Verfolgen Sie die biometeorologischen Vorhersagen, damit Sie rechtzeitig vor drohenden Migränewetterlagen gewarnt sind. Denn oft hilft schon die rechtzeitige Einnahme eines Medikaments, um die Anfälle zu verhindern oder abzumildern.

Müde und erschöpft

Wenn Sie sich müde, erschöpft und lustlos fühlen, sobald am Horizont erste Federwölkchen einen Wetterumschwung ahnen lassen, sollten Sie in dieser Zeit körperliche und geistige Arbeiten meiden. Denn Müdigkeit beeinträchtigt das Denkvermögen und die Konzentrationsfähigkeit. Bei einem herannahenden Tiefdruckgebiet kommt es häufiger zu Unfällen im Straßenverkehr, im Haushalt und in Betrieben.

Wer sich häufig müde fühlt und sich nur schwer konzentrieren kann, sollte sein Schlafverhalten überprüfen. Ein Mittagsschlaf wirkt oft Wunder.

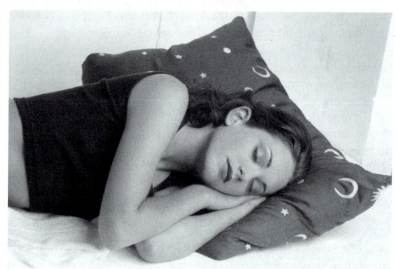

Kleine Kneipp-Kur

● Nehmen Sie schon morgens ein heißes Vollbad mit Rosmarin. Diese immergrüne Pflanze wirkt äußest anregend und belebend.

● Auch der Duft des Lavendelöls regt an, stärkt und beruhigt zugleich das Nervensystem. Erproben Sie auch Auszüge von Basilikum, Eukalyptus, Fichtennadel, Geranien, Heublumen oder Kalmus.

● Duschen Sie abwechselnd heiß und kalt. Reiben Sie danach die Haut mit Franzbranntwein ein. Sie fühlen sich wie neugeboren.

● Die preiswerte Lösung: Schütten Sie ein Kilo Salz oder etwas Kräuteressig ins Badewasser. Das fördert die Durchblutung und vertreibt die Müdigkeit.

● Die schnelle Lösung: Von Kopf bis Fuß mit einem nassen Tuch abreiben oder 10 bis 15 Sekunden Wassertreten in der Badewanne.

Bewährte Hausmittel

● 2 Eßlöffel Hafersaft (Reformhaus oder Apotheke) zum Frühstück helfen gegen Müdigkeit und Erschöpfung. Hafer ist ein natürlicher Muntermacher.

● 3 Teelöffel Apfelessig mischen Sie mit 1 Tasse Honig. Von dieser Mischung nehmen Sie vor dem Schlafengehen 2 Teelöffel. Der hohe Gehalt an Kalium beseitigt Spannungen, geistige und körperliche Ermüdung, Gedächtnis- und Konzentrationsschwäche.

● Ein schneller Muntermacher: 1/8 Liter frische Milch mit je 1 Eßlöffel Weizenkeimen, Lecithingranulat und Blütenpollen mit dem Saft 1 Orange verquirlen und zwischen den Mahlzeiten trinken.

● Wirkt doppelt belebend: Pfefferminzmilch. 1 Eßlöffel getrocknete Pfefferminzblätter mit 1/4 Liter kochender Milch übergießen, 5 Minuten ziehen lassen und dann trinken.

● Das macht nicht nur müde Vegetarier munter: Säfte aus Karotte und Zitrone, Sanddorn und Apfel, Hagebutte und Orange, Heidelbeere und Grapefruit, Tomate und Sellerie.

● Spezialmix für Feinschmecker: Pürierte Aprikosen, Möhrensaft und Haferkleie.

● Kraftstoff zum Frühstück: Orangensaft, Molke und Banane oder Erdbeeren, Haferkleie und Lecithingranulat.

● Die bequeme Lösung für Eilige: Zwischendurch ein Glas Milch trinken. Das macht fit, denn in Milch stecken reichlich Eiweiß, Vitamine und Mineralstoffe wie Kalzium und Phosphor.

● Auch das weckt die Lebensgeister: Saft von 1 Orange, Grapefruit und Zitrone mischen und mit etwas Honig abschmecken. Diesen Vitamin-C-Cocktail füllen Sie mit Mineralwasser auf.

Milch macht munter! Das tierische Eiweiß gibt Ihnen die verbrauchte Energie schnell wieder.

Homöopathische Mittel

● Bei allgemeinem Erschöpfungsgefühl nehmen Sie Gelsemium D10, Phosphorus D6, Calcium phosphoricum D3 oder Nux vomica D6.

● Bei Konzentrationsschwäche helfen Damiana Pentarkan oder Barium carbonicum D6.

Akupressur

Der Akupressurpunkt gegen Erschöpfung liegt in der Mulde unterhalb der Kniescheibe, etwas seitlich nach außen. Drücken Sie mit dem Zeigefinger gleichzeitig am rechten und linken Bein auf diese Stelle.

Gesunde Ernährung

Wer sich abgespannt und müde fühlt, ist nicht mehr hundertprozentig aufnahmefähig und belastbar. Autofahren kann jetzt zum Risiko werden.

● Um der Erschöpfung und Mattigkeit vorzubeugen, können Sie Ihren Körper mit gesunder Kost stärken. Stellen Sie Ihren Speiseplan so zusammen, daß er Milch- und Vollkornprodukte, Leber, Zitrusfrüchte, Fruchtsäfte, gemischten Salat und frisches Gemüse enthält. Diese Nahrungsmittel enthalten die Muntermacher Vitamin B und C sowie die wichtigsten Mineralstoffe und Spurenelemente gegen Müdigkeit: Kalium, Kalzium, Eisen, Magnesium und Jod.

Bewußte Entspannung

Wenn Sie mittags die Müdigkeit überfällt und Sie es in Ihren Tagesablauf einplanen können, machen Sie für etwa 20 Minuten ein Mittagsschläfchen. Das gibt neue Energie und Konzentrationskraft für den Rest des Tages.

Tip bei Müdigkeit!

Müdigkeit und Erschöpfung können Vorboten krankhafter Prozesse sein. Die meisten sind harmlos, einige jedoch müssen ärztlich behandelt werden: Anämie, bösartige Tumoren, Myxödem, das ist eine Schwellung bei Unterfunktion der Schilddrüse, Überfunktion der Schilddrüse, Zuckerkrankheit, Pilz- oder Wurminfektionen und chronische Erkrankungen der Nieren, der Leber, der Atemwege und des Herzens. Wenn ein Verdacht auf eine dieser Krankheiten besteht, sollten Sie sich unverzüglich fachärztlich untersuchen lassen.

Nervös und unruhig

Wer auf die atmosphärische Wetterlage empfindlich reagiert, wird bei Föhn und rasch wechselnden Wetterlagen besonders nervös und unruhig. Die vegetative Beanspruchung macht sich jetzt bei vielen mit nervöser Unruhe, starker Reizbarkeit, heftigen Herzklopfen oder sogar Herzstechen bemerkbar, das bei einigen auch von Atemnot und Schwindel begleitet ist.

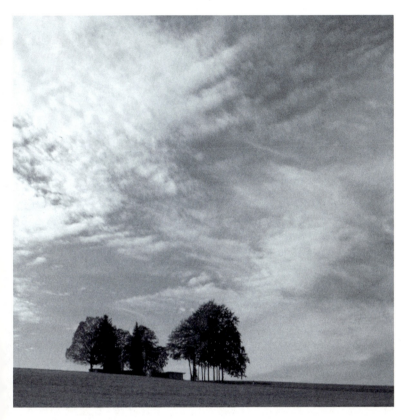

Nicht nur in Süddeutschland kann es zu föhnbedingten Beschwerden kommen. Manchmal reichen die Föhnwellen bis nach Norddeutschland und sorgen auch dort für Kopfweh, Nervosität und Herzbeschwerden.

Kleine Kneipp-Kur

● Waschen Sie sich von den Füßen bis zum Kopf mit kaltem Wasser, das stärkt die schwachen Nerven.

● Nervenschonende Badezusätze sind Heu oder Haferstroh. Bewährt haben sich auch Essenzen von Baldrian, Fichtennadel, Kalmus, Latschenkiefer, Lavendel, Melisse und Thymian.

● Trockenbürsten der Haut ist eine hervorragende »Nervenmassage«. Denken Sie aber daran, stets zum Herzen hin zu bürsten.

● Vorsichtige und milde Wasserbehandlungen sind bei Herzklopfen zwar wirksam, sollten aber unbedingt vorher mit dem Arzt abgesprochen werden. Zweckmäßig sind kühle Waschungen, Teilgüsse, Wechselfußbäder. Ein kalter Armguß kann nervöses Herzjagen stoppen.

● Eine echte Alternative für Zwischendurch: Die Herzgegend mit Balsam aus Rosmarin- oder Mentholöl einreiben.

171

Bewährte Hausmittel

● Allen voran steht Johanniskraut. Es ist bei Nervösität das Naturheilmittel schlechthin. Regelmäßig morgens und abends als Tee getrunken, hat es eine nervenstärkende Wirkung, die lange anhält.

● Auch diese Teesorten helfen den Nerven: Baldrian, grüner Hafer, Hopfen, Melisse oder Passionsblume.

● Auch Teemischungen aus Lavendel, Baldrianwurzel und Weißdornblüten oder aus Melisse, Anis und Hopfendolden beruhigen.

Tagsüber einige Tassen Heilpflanzentee und am Abend ein entspannendes warmes Bad sind das wirksamste Rezept gegen Nervosität.

● Ein bewährtes Nervenelexier: Nehmen Sie abends reines Lavendelöl: 1 bis 4 Tropfen Öl auf 1 Teelöffel Zucker.

● Geeignete Düfte sind Kamille, Thymian, Neroli, Zypresse, Zedern- und Rosenholz.

● Zur Beruhigung des Herzens – auch vorbeugend – trinken Sie den Saft oder Tee von Weißdornblättern. Weißdorn kräftig das Herz und stabilisiert den Blutdruck.

● Nervöse Herzbeschwerden lindert eine Teemischung aus Herzgespann, Stiefmütterchen, Maiglöckchen und Adonisröschen oder aus Fenchel, Pfefferminz und Baldrian.

● Trinken Sie mehrmals am Tag eine Tasse Hopfentee. Er wirkt beruhigend und ist gut gegen Herzklopfen und Schlaflosigkeit.

Homöopathische Mittel

● Bei allgemeiner Nervosität helfen Argentum nitricum D6, Phosphorus D6, Zincum valerianicum D3, Passiflora Pentarkan.

● Bei Herzjagen nehmen Sie Aconitum D30, Ignatia D6, Crataegus Urtinktur, Lycopus Pentarkan.

● Bei Reizbarkeit probieren Sie Avena sativa.

● Bei Schwindelanfällen wirkt Glonoinum Pentarkan.

● Zur Beruhigung verwenden Sie Valeriana D2.

Akupressur

● Zwischen den Augenbrauen, in der Vertiefung zwischen der Nasenwurzel und der Mitte der Stirn, liegt der Akupressurpunkt, der bei nervöser Unruhe anspricht. Drücken Sie mit dem Finger einige Sekunden darauf, und bewegen Sie dabei die Haut leicht hin und her.

● Um das gesunde Herz zu stärken, eignet sich ein Punkt in der Magengrube, direkt unterhalb des Brustbeins in der weichen Vertiefung. Drücken Sie drei- bis fünfmal am Tag mit dem Mittelfinger darauf, bis Sie ein dumpfes Druckgefühl spüren. Falls Herzbeschwerden bereits eingesetzt haben, sollten Sie nicht selbst akupressieren!

● Gegen Schwindelanfälle gibt es mehrere Akupressurpunkte. Der erfolgversprechendste ist am leichtesten zu finden: Das »Meer der Energie«, wie die Chinesen diese Stelle nennen, liegt zwei Querfinger unterhalb des Nabels. Stechen Sie etwa zehnmal hintereinander leicht mit dem Fingernagel in die Bauchdecke.

Die wichtigsten Vitamin-B-Lieferanten

● B1 (Thiamin) in Vollkornbrot, Kartoffeln, Hülsenfrüchten, Schweine- und Geflügelfleisch, Leber.

● B2 (Riboflavin) in Milch, Käse, Schwein und Rind, Geflügelinnereien, Vollkornbrot.

● B3 (Niacin) in Vollkornbrot, magerem Fleisch, Fisch, Geflügel, Nüssen.

● B6 (Pyridoxin) in Leber, Sardinen, Makrelen, Weizenkeimen, Sojabohnen, Geflügel, Rind, Kalb, Schwein, Kartoffeln und Vollkornbrot.

● B12 (Cobalamin) steckt nur in tierischen Produkten: in Leber, Hering, Seelachs, Rindfleisch, Eiern, Milch und Quark.

● Folsäure (Vitamin B 9) ist eines der wichtigsten Vitamine, das eng mit dem Vitamin B12 verbunden ist. Sie nehmen es mit Weizenkeimen, grünem Blattgemüse, Salat, Geflügel- und Schweineleber sowie Bierhefe zu sich.

Gesunde Ernährung

● Die strapazierten Nerven lassen sich mit nährstoffreicher Kost, die viel B-Vitamine enthält, wieder aufpäppeln. Wenn der Organismus zuwenig von diesen B-Vitaminen bekommt, führt das zu nervösen Störungen, Konzentrationsschwäche, Müdigkeit und macht anfälliger für Streß. Mit Vollkornbrot, Naturreis und Hefe nehmen Sie sämtliche B-Vitamine zu sich.

● Wenn Sie ständig nervös und reizbar sind, kann das auf einen Mangel an Niacin hinweisen. Dieser Stoff, auch Nicotinamid oder B 3 ge-

Ein Müsli am Morgen mit frischem Obst und Milch oder Joghurt ist der beste Start in den Tag. Es garantiert die notwendige Energie.

nannt, gilt als »Gehirnvitamin«, obwohl es kein Vitamin im eigentlichen Sinn ist. Niacin ist in magerem Fleisch, Hühnerleber, Fisch, Milch, Eiern, Bierhefe, Weizenkleie und Vollkornprodukten enthalten.

● Vitamin C steckt in Paprikaschoten, schwarzen Johannisbeeren, Petersilie, Brokkoli, Rosenkohl, Zitrusfrüchten und anderem frischem Obst und Gemüse.

Bei Nervosität sind Entspannungsübungen die natürlichste Hilfe. Suchen Sie sich einen ruhigen Ort, an dem Sie sich ungestört in sich selbst versenken können.

● Hochwertige Pflanzenöle fördern die Aufnahme der Nährstoffe im Nervenstoffwechsel. Deshalb ist es wichtig, die Mahlzeiten mit möglichst viel einfach ungesättigten Fettsäuren, wie Oliven-, Sonnenblumen- oder Erdnußöl, zu ergänzen und Vitamin E (Alpha-Tocopherol), das in Geflügel, Meeresfrüchten, Weizenkeimen und gekochtem grünem Gemüse enthalten ist, zu sich zu nehmen. In der Kombination bilden beide Stoffe einen Schutz vor Herzinfarkt, wie jüngst amerikanische Herzforscher nachgewiesen haben.

● Mit 1/2 Tasse Getreidemüsli aus Roggen, Weizen, Hafer, Gerste, Dinkel, Buchweizen geben Sie ihren Nerven das nötige Kraftfutter, um die körperliche und geistige Fitneß zu erhalten.

● Als Nahrungsergänzung schützt Magnesium vor Herzinfarkt und Angina pectoris. Außerdem erhöht es Ihre persönliche Toleranzgrenze gegen Streß und Lärm, verbessert die Konzentration und sorgt für starke Nerven. Deshalb sollten Sie – besonders in wetterstressigen Phasen – täglich 300 Milligramm Magnesium für Herz und Hirn zusätzlich einnehmen. Natürliche Magnesiumquellen sind manche Mineralwässer, Fleisch, Vollgetreide, Bierhefe, Weizenkeime, Nüsse, Bananen, Kartoffeln und Blattgemüse.

● Eine weitere Nahrungsergänzung ist Zink, das die Prozesse im Körper kontrolliert und für die Gehirnfunktion wichtig ist. In Rindfleisch, Lammkoteletts, Schweinelenden, Weizenkeimen, Bierhefe und Eiern ist Zink ausreichend vorhanden. Auch als Kombinationspräparat mit Vitamin C, Magnesium und Vitaminen aus dem B-Komplex können Sie Zink zu sich nehmen.

● Trinken Sie bei nervlichen Belastungen keinen Kaffee oder schwarzen Tee. Das könnte Sie noch nervöser machen.

Bewußte Entspannung

Hier erweisen sich Atemübungen, Autogenes Training und Yoga als brauchbare Techniken, um den nervösen Überreaktionen vorzubeugen oder sie zu bekämpfen.

● Setzen Sie sich mit leicht gespreizten Beinen auf einen Stuhl.

● Legen Sie die Arme locker auf die Oberschenkel, und lassen Sie den Kopf nach vorne fallen.
● Verharren Sie in dieser Haltung eine Weile, und atmen Sie dabei tief und gleichmäßig. Denken Sie nur daran, sich zu entspannen.

Tip gegen Nervosität!

Kräutertees sind auf lange Sicht viel gesünder und auch wirksamer als manche Pillen. Wechseln Sie öfter die Teemischung, dann wirken die Inhaltsstoffe am besten, und die Geschmacksnerven stumpfen nicht ab.

Plötzliche Schmerzattacken

Mit bohrenden, ziehenden, stechenden oder beharrlich an- und wieder abschwellenden Schmerzen kündigen sich bei so manchen Wetterempfindlichen die nächsten Tiefausläufer an. Für die mitunter nur Sekunden dauernden Schmerzattacken, die sogar in nicht mehr vorhandenen Körperteilen wahrgenommen werden (Phantomschmerzen), ist das Wetter jedoch nicht verantwortlich. Es löst lediglich die peinigende Reaktion aus, indem es auf gewisse Nerven einen Reiz ausübt. Dabei kann der gesamte Körperbereich, der von diesem Nervenstrang versorgt wird, schmerzen. Die Nerven reagieren besonders empfindlich, da sie oft schon vorher geschädigt wurden: durch chronische Infektionen, Entzündungen, Narben oder Stoffwechselstörungen. Bei den meisten Nervenschmerzen, medizinisch Neuralgien genannt, lassen sich organische Ursachen allerdings nicht ermitteln.

Geschädigte Nerven reagieren vor Wetterumschwüngen besonders heftig. Nach Amputationen sind sogar Phantomschmerzen in dem nicht mehr vorhandenen Körperteil möglich.

Weit verbreitet ist die Trigeminus-Neuralgie. Betroffen ist der »Drillingsnerv«, der mit seinen weitverzweigten Ausläufern alle wahrnehmenden und empfindenden Organe sowie das Gewebe des Gesichts versorgt. Auch der Ischias-Nerv, der von der unteren Wirbelsäule über das Gesäß auf der äußeren Seite der Oberschenkel bis in den Fuß zieht, ist vielen Wetterempfindlichen nur allzu gut bekannt.

Kleine Kneipp-Kur

● Bei Gesichtsneuralgien helfen kalte Gesichtsgüsse oder Gesichtsdämpfe mit Fichtenöl oder Kamille ohne eine nachfolgende Kaltanwendung.

● Bei Ischias machen Sie heiße Lehmwickel, mehrmals täglich Wechselsitzbäder oder ansteigende Fuß- oder Halbbäder.

● Bei Narbenschmerzen wirken Wechselduschen mit anschließender sanfter Massage.

● Bei Nervenschmerzen jeder Art lindern Wärmepackungen mit einem heißen Heublumensack die Beschwerden.

Bewährte Hausmittel

Warme Packungen helfen bei Schmerzen. Aber nehmen Sie kein Heizkissen, die natürliche Wärme von feuchtwarmen Tüchern oder dem Heublumensack ist besser.

● Zerstampfte, heiße Kartoffeln in ein Tuch wickeln und auf die schmerzende Stelle legen.

● Einreibungen mit Eukalyptusöl und zerquetschten Knoblauchzehen; mit Fenchel-, Kampfer-, Majoranöl; Melissengeist, Pfefferminz- oder Rosmarinöl.

● Schmerzende Narben massieren Sie leicht mit Ringelblumenschmalz oder Johanniskrauttinktur.

● Bei Ischias reiben Sie die schmerzenden Körperpartien mit Franzbranntweingel ein und legen ein heißes Tuch darüber.

● Trinken Sie reichlich Brennesseltee. In den Blättern der Heilpflanze steckt das Gewebshormon Serotonin. Dieser hochwirksame Naturstoff hat unter anderem eine schmerzlindernde Wirkung.

● Auch der Tee aus der südafrikanischen Teufelskrallenwurzel kann Schmerzen lindern. Teufelskralle gibt es in der Apotheke auch als Kapsel, Tablette oder Salbe.

● Eine kribbelige Angelegenheit: Bei Ischiasschmerzen können Sie das Bein an einen Ameisenhaufen halten und von den Ameisen tüchtig Ameisensäure einspritzen lassen. Die gleiche Wirkung läßt sich auch mit Ameisengeist aus der Apotheke erzielen.

Homöopathische Mittel

● Das wichtigste Mittel ist Aconitum napellus D6.

● Geeignet sind auch Mezereum D6 und Calcium phosphoricum D6.

● Bei Narbenschmerzen helfen Arnica D3, Graphites D6, Magnesium phosphoricum D6.

● Bei Trigeminus-Neuralgie nehmen Sie Capsicum D4, Gelsemium D3, Spigelia D3 oder Verbascum D2.

● Bei Ischias heilen Bryonia D2 und Nux vomica D2.

● Wenn elektrische Schmerzen durch die Gliedmaßen ziehen, probieren Sie Zincum valerianicum D3.

● Bei reißenden Gliederschmerzen hilft eventuell Quaddeln – das muß ein Arzt oder Heilpraktiker durchführen – mit Rhus toxicodendron, oder lassen Sie sich frühzeitig Injektionen von Arnica/levisticum comp. D3 bis D6 geben.

Akupressur

● Drücken Sie die Schwimmhaut zwischen Daumen und Zeigefinger möglichst stark einige Male hintereinander. Das hebt nachweislich die Schmerzschwelle an und bewirkt, daß wesentlich mehr schmerzlindernde Endorphine freigesetzt werden.

● Die wichtigsten Punkte gegen Ischiasschmerzen liegen auf dem Rücken und an den Beinen: In der Hautfalte direkt unterhalb des Gesäßes, in der Mitte der Kniekehlen und in der Mitte zwischen dem äußeren Knöchel und der Ferse. Wenn Sie die Punkte durch kurzes und festes Drücken gefunden haben, brauchen Sie danach nur noch leicht mit dem Finger auf die jeweiligen Stelle zu klopfen, etwa 30 Sekunden lang. Beginnen Sie mit dem Punkt, der am heftigsten auf die Schmerzen reagiert.

● Um Narben- und Amputationsschmerzen zu lindern, gibt es verschiedene Akupressurstellen. Am leichtesten zu finden sind die an den Ohrläppchen. Greifen Sie mit Daumen und Zeigefinger an Ihre Ohrläppchen, und drücken Sie fünfmal hintereinander fest zu. Das wiederholen Sie mehrmals am Tag. Sollte kurzzeitig ein dumpfes Gefühl zurückbleiben, ist das der Beweis dafür, daß Sie es richtig gemacht haben.

● Die Ohrläppchen sind auch ein Akupressurpunkt für die Trigeminus-Neuralgie; nur müssen Sie hier den hervorspringenden harten Wulst oberhalb des Ohrläppchens tasten. Er muß ebenfalls fünfmal hintereinander fest mit Daumen und Zeigefinger gepreßt werden. Manchmal reicht es schon, nur die vom Schmerz betroffene Körperseite zu akupressieren.

Gesunde Ernährung

● Bei schleichenden Immunreaktionen werden Entzündungssubstanzen freigesetzt, die über das Blut ins Nervensystem gelangen und dort Reizungen, Schmerzen und Spannungen begünstigen. Deshalb

Werden Schmerzen von Entzündungen ausgelöst, dann sollten Sie Wurst, Fleisch und Süßes meiden.

kann es zweckmäßig sein, bestimmte Nährstoffe ganz zu meiden: Süßigkeiten, Brot, Fleisch, Wurst, Dosengerichte und Alkohol. Stattdessen sollten Sie basische Nahrungsmittel bevorzugen: Gemüse, Kartoffeln, Wassermelonen, Sauermilchprodukte.

● Bereichern Sie Ihren Speiseplan mit Hüttenkäse, Milch, Fisch, Putenfleisch, Bananen, getrockneten Datteln und Erdnüssen – das sind natürliche Quellen für Tryptophan, jene essentielle Aminosäure, die zusammen mit Vitamin B 6 (Niacin) und Magnesium im Gehirn gebraucht wird, um Serotin herzustellen. Trypthophan kann die Schmerzempfindlichkeit verringern und hilft ganz nebenbei auch noch gegen Depressionen, Angst und Streß.

● Als Nahrungsergänzung empfehlen sich sämtliche Vitamine des B-Komplexes sowie Lecithin (Haifischöl-Kapseln) – sie sind für die Nervenfunktion wichtig – und Kalzium, das die Schmerzempfindlichkeit dämpft.

Bewußte Entspannung

Autogenes Training, Yogaübungen, gezielte Atemtechniken oder verschiedene Formen der Autosuggestion, das heißt der Selbstbeeinflussung, bringen bei Schmerzen oft unverhoffte Erfolge. Wenden Sie sich an entsprechende Therapeuten, und erlernen Sie mit fachlicher Hilfe eine für Sie sinnvolle Entspannungsmethode.

Tip bei Schmerzattacken!

Denken Sie bitte daran, daß Schmerzen immer ein Warnsignal dafür sind, daß der Organismus geschwächt oder gestört ist. Finden Sie sich niemals mit chronischen Schmerzen ab. Mittel zur Schmerzlinderung unterdrücken nur aktuelle Beschwerden, ändern jedoch nichts an der Ursache. Wenn Sie schon längere Zeit wiederkehrende Schmerzattacken plagen, wenden Sie sich – am besten über den Hausarzt – an die Schmerzambulanz einer größeren Klinik. Dort kann man Ihnen helfen.

Auskünfte erteilt auch die Deutsche Schmerzhilfe e.V., Hamburg, Telefon 040/46 56 46.

Schlaflos in der Nacht

Wer übersensibel auf das atmosphärische Wettergeschehen reagiert, kommt oft nachts nicht zur Ruhe. Viele Wetterfühlige können nicht einschlafen oder wachen nach kurzer Zeit wieder auf, um sich dann stundenlang im Bett hin und her zu wälzen. Nicht selten fühlen sie sich dann am nächsten Morgen erschöpft. Anderen fallen zwar abends die Augen sofort zu, doch sie wachen schon bald wieder auf.

Unruhig wälzt sich so mancher im Bett und beginnt sinnlos zu grübeln, warum der Schlaf nicht kommen will. Ein warmes Bad hilft!

Kleine Kneipp-Kur

- Bürsten Sie Arme und Beine kreisförmig immer in Richtung zum Herzen. Das trockene Massieren entlastet den Kreislauf und stabilisiert das vegetative Nervensystem, das nicht willentlich zu steuern ist.
- Waschen Sie sich anschließend mit kühlem Wasser ab, oder nehmen Sie kurz ein lauwarmes Halbbad oder Vollbad.
- Falls Sie zu den »Warmfüßlern« gehören, finden Sie die nötige Bettruhe nach dem Wassertreten in der Badewanne; für »Kaltfüßler« sind Wechselfußbäder am Abend geeignet.
- Bewährte Einschlafhilfen sind Bäder mit ätherischen Ölen wie Baldrian, Heublumen, Hopfen, Lavendel, Lindenblüten oder Melisse.
- Setzen sie eine Tasse Bienenhonig in warmer Milch verrührt Ihrem abendlichen Badewasser zu; das beugt unruhigem Schlaf auf milde Art vor.
- Schlüpfen Sie nach dem Bad, ohne sich abzutrocknen, gleich ins Bett. Das fördert die Hautdurchblutung und entkrampft das vegetative Nervensystem.
- Ziehen Sie feuchte Wollsocken an, und legen Sie sich damit ins Bett.

Bewährte Hausmittel

- Ein süßer Schlummertrunk: Warme Milch mit Honig oder warmes Bier mit Honig.
- Eine Teemischung aus Bitterklee, Pfefferminze und Baldrian oder eine Mischung aus Johanniskraut, Melisse und Enzian entspannt – langsam in kleinen Schlücken vor dem Zubettgehen trinken.
- Beruhigend und schlaffördernd wirkt Tee aus Baldrian, Hopfen, Melisse, Passionsblume oder Johanniskraut – je nachdem, welche Sorte Ihnen am besten schmeckt.
- Viele Kräuter mit schlaffördernden Kräften gibt es nicht nur als Tees, sondern auch als Tinkturen, Tropfen oder Aromaöle. Doch Vor-

sicht bei den Ölen: Atmen Sie nicht zuviel davon ein, Sie bekommen sonst leicht Kopfschmerzen.

Homöopathische Mittel
● Bei generellen Schlafstörungen hilft Coffea Pentarkan.
● Bei Einschlafstörungen sind Avena sativa, Passiflora incarnata, Zincum valerianicum D4 zu empfehlen.
● Durchschlafstörungen beseitigt Cypripedium pubescens D6.
● Bei »Mondsüchtigkeit« hilft Argentum metallicum D30. Bei Neumond: Causticum Hahnemanni D6 oder Silicea D6. Bei Vollmond: Calcium carbonicum Hahnemanni D6. Bei zunehmendem Mond: Thuja D4.

Akupressur
● Akupressieren Sie alle Fingerspitzen nacheinander mit dem Daumen ganz leicht, insgesamt etwa 2 bis 3 Minuten lang.
● Greifen Sie mit beiden Händen um die Fersen. Zwei Querfinger unterhalb des äußeren und des inneren Fußknöchels in Richtung Fersen liegen die Druckpunkte. Akupressieren Sie möglichst an beiden Fersen gleichzeitig kräftig.
● Kaufen Sie in der Apotheke ein Akupressurpflaster, das abends auf das Handgelenk geklebt wird. Ein Kegel auf der Innenseite drückt auf den Herzmeridian am Handwurzelknochen, das hilft über das vegetative Nervensystem beim Einschlafen.

Gesunde Ernährung

Alkohol ist – entgegen weit verbreiteter Annahmen – keine Einschlafhilfe. Wirksamer ist ein warmer Kräutertee.

● Essen Sie vor dem Zubettgehen nicht zuviel! Speisen, die lange im Magen liegen, verhindern einen ruhigen Schlaf und bescheren Ihnen womöglich Alpträume.
● Verspeisen Sie Ihr Abendessen möglichst 2 bis 4 Stunden vor dem Schlafengehen. Dann hat der Körper genug Zeit, den größten Teil der Nahrung zu verdauen. Gehen Sie aber auch nicht hungrig ins Bett.
● Essen Sie möglichst nach dem Mittag kein Fleisch, Fisch oder Geflügel. Das erleichtert es dem Organismus, das Schlafhormon Melatonin zu bilden.
● Nehmen Sie eine kohlenhydratreiche Abendmahlzeit zu sich. Mit Kartoffeln, Naturreis, Nudeln, Brot oder Gemüse bekommt der Körper genügend Rohstoffe, um im Gehirn Serotonin zu produzieren, aus dem die Zirbeldrüse das Schlafhormon Melatonin herstellt.

● Serotonin steckt auch in Bananen; zudem enthalten sie viele Mineralstoffe wie Eisen, Kalium, Magnesium, Fluor und die wichtigen Vitamine C und E. Damit ist die Banane zugleich der ideale Zwischenimbiß für Wetterfühlige.

● Trinken Sie zu später Stunde keine Aufputschmittel wie Kaffee, Tee oder Cola-Getränke. Das darin enthaltene Koffein kann Sie bis zu 8 Stunden wachhalten.

Bewußte Entspannung

● Setzen Sie sich im Schneidersitz ins Bett, reiben Sie sich die Hände gut warm, massieren Sie dann kräftig die Lenden und anschließend den Nacken. Legen Sie sich danach ruhig und gelassen hin, und schließen Sie die Augen.

● Mit Autogenem Training und Meditationsübungen fällt es Ihnen ebenfalls leichter einzuschlafen.

● Einfache Suggestionsformeln wie »Ich bin ganz ruhig und schlafe tief und fest« sind Balsam für die Psyche.

● Beruhigende Klänge können Sie sanft in den Schlaf wiegen. Programmieren Sie einen Radiowecker entsprechend, damit sich die Musik nach einer Weile von selbst ausschaltet.

Was Sie am späten Abend erleben, beeinflußt den Schlaf. Vermeiden Sie Aufregungen und unangenehme Auseinandersetzungen kurz vor dem Einschlafen.

Tip für Schlaflose!

Es muß nicht allein an den ungünstigen Witterungsbedingungen liegen, wenn Sie mit dem Einschlafen, Durchschlafen oder vorzeitigen Erwachen Probleme haben. Jedes persönliche Problem und jede körperliche oder seelische Krankheit kann einmal die Nachtruhe rauben. Nur wenn Sie anhaltend unter massiven Schlafstörungen leiden, sollten Sie sich ärztlich untersuchen lassen, um sicherzugehen, daß keine organische Ursache für die Schlafstörungen vorliegt.

DIE MEDIZINISCHE WETTERPROGNOSE

Dank den Erkenntnissen der Bioklimatologen sind Sie den Wechselwirkungen des Wetters nicht völlig hilflos ausgeliefert. Die Wissenschaftler, die sich seit mehr als 40 Jahren intensiv mit der biologischen Wirkung von Wetter und Klima auf lebende Organismen wie Pflanzen, Tiere und Menschen befassen, haben einen speziellen Wetterbericht erarbeitet, der Sie rechtzeitig vor den herannahenden meteorologischen Gefahren warnt und zugleich ankündigt, wie Körper und Psyche darauf reagieren.

So ist es jedem leicht möglich, sich über die aktuelle Wetterlage zu informieren und sich rechtzeitig darauf einzustellen. Über Telefonansage, aber auch über einige Rundfunk- und Fernsehsender, sind täglich die neuesten Wetterveränderungen und dadurch bedingte gesundheitliche Probleme zu erfahren.

Wetterfühlige müssen heute nicht mehr das komplizierte meteorologische Geschehen an der Wetterkarte ablesen oder am Himmel verfolgen, um sich ein Bild davon zu machen, ob und wie die verschiedenen anrückenden Fronten ihr Wohlbefinden beeinflussen werden.

Informationen über wetterbedingte Gesundheitsrisiken

Wetterämter informieren in mehreren deutschen Städten über die witterungsbedingten Gesundheitsrisiken, nennen die Gefahren bestimmter Wetterlagen für einzelne Krankheiten, geben Ratschläge in Wohnortfragen und für bioklimatisch günstige Urlaubs- und Wohnorte.

Wer stets über das Wetter informiert ist, kann möglichen Beschwerden oder Einschränkungen der eigenen Belastbarkeit vorbeugen.

- Wetteramt Essen, Wallneyer Straße 10
  45133 Essen, Telefon 0201/71 21 52
- Wetteramt Frankfurt, Kaiserleistraße 42
  63067 Offenbach, Telefon 069/80 62 26 38
- Wetteramt Leipzig, Prager Straße 169
  04299 Leipzig, Telefon 03421/2 21 44 61
- Wetteramt München, Bavariaring 10
  80336 München, Telefon 089/53 98 03 29
- Wetteramt Potsdam, Michendorfer Chaussee 23
  14473 Potsdam, Telefon 0331/31 62 49

Viele Ärzte haben mittlerweile erkannt, daß die medizinische Wettervorhersage auch dazu beiträgt, die Eigenverantwortlichkeit der Patienten zu steigern. Schließlich hilft es den Betroffenen, wenn sie ihre Reaktionen auf das Wetter durch eigene Beobachtungen besser verstehen lernen und sich in ihrem Verhalten darauf einstellen können.

Bis vor nicht allzu langer Zeit war dieser Service nur Medizinern vorbehalten. Sie konnten über ein verschlüsseltes System ausführliche biometeorologische Daten abfragen oder sich in einer ärztlichen Tageszeitung über das medizinische Wetter informieren.

Anfangs hatten einige Fachleute massive Bedenken, die Hinweise für Laien zugänglich zu machen. Ihre große Sorge war, das Wissen um drohende Gesundheitsgefahren könne die Bevölkerung verunsichern. Wenn jemand beispielsweise schon einen Herzinfarkt erlitten hat und plötzlich im Radio hört, daß infarktgeschädigte Menschen in den nächsten Tagen besonders gefährdet sind, habe er Angst, es könne zu einem zweiten Infarkt kommen. Außerdem befürchteten die Gegner der öffentlichen Wetter- und Gesundheitsprognosen, daß die Meldungen bei einigen eingebildeten Wetterkranken, den sogenannten »Meteoropathen«, eine Wetterpsychose auslösen könnten.

Stellen Sie sich recht-
zeitig auf die zu
erwartenden Wetter-
umschwünge ein, und
vermeiden Sie an den
entsprechenden Tagen
Überforderungen.

Mitte der achtziger Jahre gelang es jedoch einem Ärzteteam in Zusammenarbeit mit dem Deutschen Wetterdienst, diese Vorbehalte auszuräumen, nachdem sie in einem Testversuch erstmals biometeorologische Wetterberichte für Nichtmediziner zugänglich gemacht hatten. Die allgemeine Resonanz war positiv ausgefallen. Ähnlich gute Erfahrungen hatte man bereits mit dem Polleninformationsdienst gemacht, der bundesweit vor dem Flug von allergieauslösendem Blütenstaub warnt. Für die öffentliche Bekanntgabe der Prognosen sprach auch, daß Ärzte ohnehin bei extremen Wettererscheinungen – wie zum Beispiel Hitzewellen – vor gesundheitlichen Gefahren warnen und Verhaltensratschläge erteilen.

Informationen für Wetterfühlige

● Kurze und knappe Informationen über das medizinmeteorologische Wetter sind bundesweit unter der Telefonnummer 0190/11 54 60 abzufragen. Berechnet werden dafür 23 Pfennig pro Zwölf-Sekunden-Telefoneinheit.

● Die aktuelle Pollenflugvorhersage informiert vom 1. April bis zum 31. August alle Heuschnupfenpatienten und andere Allergiker unter der Nummer 0190/11 54 80.

Die aktuellen Vorhersagen der drohenden gesundheitlichen Gefahren sind keineswegs nur für Wetterfühlige gedacht. Die Wettervorhersage ist auch für all jene hilfreich, die ständig Medikamente einnehmen müssen, wie Herz-Kreislauf-Kranke, Allergiker oder Schmerzpatienten. Sie können nach Absprache mit ihrem Arzt die Dosis den atmosphärischen Einflüssen entsprechend anpassen. Es ist sinnvoll, die Stärke und Dauer der Behandlung eines wettergeplagten Patienten stets auch an die aktuellen klimatischen Bedingungen anzupassen.
Auch ältere Menschen profitieren vom medizinischen Informationsdienst, weil er sie rechtzeitig davor warnt, sich bei bestimmten Wetterlagen körperlich nicht zu überanstrengen.

Nicht zu vergessen ist bei der Bedeutung dieser Wetter- und Gesundheitsinformationen der volkswirtschaftliche Nutzen, der durch ein vorbeugendes, den Körper schützendes und schonendes Verhalten erreicht wird: Wer sich auf den Wetterstreß beizeiten einstellt, kommt besser damit zurecht, muß seltener zum Arzt laufen und fehlt auch seltener am Arbeitsplatz.

Eine medizinische Wettervorhersage

»Am nördlichen Mittelgebirgsrand erstreckt sich in den nächsten Tagen von West nach Ost ein Streifen, in dem Wetterfühlige deutlich vermehrt unter Schlafstörungen, erhöhter Schmerzempfindlichkeit, Depressionen und Herz-Kreislaufbeschwerden – sowohl bei niedrigem als auch bei erhöhtem Blutdruck – leiden. Ebenso treten Atemwegsbelastungen, Krampfneigung und Rheumabeschwerden verstärkt auf. Im Südteil Deutschlands kommt es häufiger zu Beschwerden bei niedrigem Blutdruck, zu Schlaf-und Konzentrationsstörungen sowie Kopfschmerzen. Das gilt im Laufe des Wochenendes für ganz Deutschland, da sich von Südwesten her die mildere Luft durchsetzt.«

Klimatips für wetterfühlige Urlauber

● Das Mittelmeerklima ist besonders Patienten mit Bluthochdruck zu empfehlen. Allerdings nicht in der heißesten Sommerzeit!

● Das Tote Meer mit seiner extrem salzhaltigen Luft und dem höchsten Wassersalzgehalt ist das richtige Urlaubsziel für alle mit allergischen und chronischen Hautkrankheiten wie Neurodermitis und Schuppenflechte. Außerdem soll der hohe Anteil an Spurenelementen – wie Bromidien – eine stimmungsaufhellende Wirkung haben.

● Einen Aufenthalt im Hochgebirgsklima sollte nur wagen, wer mit Herz und Kreislauf keine allzu großen Probleme hat. Denn es ist schon für den gesunden Organismus eine Strapaze, sich an das

Wenn Sie stark wetterfühlig sind, kann ein Urlaub in einem völlig anderen Klima für Sie belastend sein. Winterliche Fernreisen in die Tropen bringen nicht jedem Erholung.

So schön das Wandern im Hochgebirge ist, nicht jeder verträgt es. Gewöhnen Sie Ihren Körper langsam an die Höhe, sonst kann es zu Kopfschmerzen, Übelkeit, Atemnot und sogar zu Kreislaufstörungen kommen.

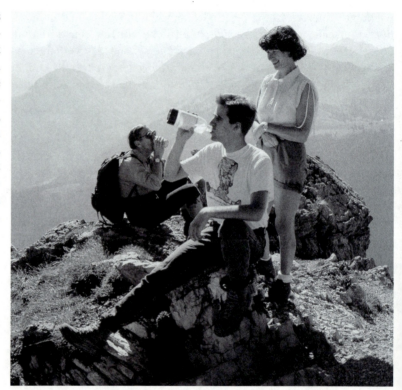

Höhenklima anzupassen. Oft dauert es Wochen, bis sich der Körper an große Höhen gewöhnt hat. Besonders über 2000 Metern beginnt es, kritisch zu werden. Hier ist in den ersten Stunden mit Kopfschmerzen, Unwohlsein, Übelkeit, Atemnot und Husten zu rechnen. Wer eine Herzschwäche hat oder unter Bluthochdruck leidet, muß jetzt besonders aufpassen.

● Bei Reisen in kühlere Regionen wie Großbritannien, Island, Skandinavien oder an die Atlantikküste sollten sich lediglich Patienten mit hohem Blutdruck schonen; ansonsten sind dieses Gebiete problemlos.

● Hochgradigem Wetterstreß setzen sich alle aus, die in tropische Regionen reisen: in die Karibik, Südsee, nach Südostasien, Afrika, auf die Malediven oder nach Südamerika. Bis sich der Körper an das feuchte, heiße Klima gewöhnt hat, sollten wetterfühlige Urlauber mindestens 3 bis 5 Tage jede körperliche Anstrengung vermeiden.

Danach kann sich besonders das Klima an den Küsten mit geringen Temperaturschwankungen als durchaus wohltuend auswirken: So für alle mit niedrigem Blutdruck oder Muskel- und Gelenkbeschwerden. Dagegen sollten Bluthochdruckpatienten tunlichst eine andere Klimaregion wählen.

Tip zum Urlaub!

Informieren Sie sich beim Wetteramt über die Klimaverhältnisse an Ihrem Wunschziel, bevor Sie die Ferien planen. So können Sie besser einschätzen, ob Ihnen das Klima bekommt. Die medizinmeteorologischen Beratungsstellen der Wetterämter verfügen über spezielle Bioklimakarten für die Bundesrepublik Deutschland, den Mittelmeerraum sowie über eine Weltklimakarte für alle bekannten Urlaubsgebiete.

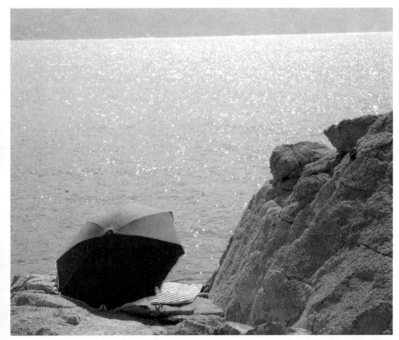

Suchen Sie sich für die Ferien einen Platz, an dem Ihnen Wetter und Luft nicht zusetzen. Ballungszentren, verschmutzte Küsten und ozonbelastete Gegenden sind zu meiden.

REGISTER

Literatur

Au, Franziska von: Hausrezepte für alle Krankheiten. Südwest Verlag. München 1994

Dahlke, Ernst: Der Ozon-Ratgeber. Südwest Verlag. München 1994

Guzek, Gaby / Lange, Elisabeth: Pilze im Körper – Krank ohne Grund? Südwest Verlag. München 1994

Oberbeil, Klaus: Fit durch gesunde Ernährung. Südwest Verlag. München 1994

Stiens, Rita / Broszath, Roswitha: Die Lebenskraft des Mondes. Südwest Verlag. München 1994

Bildnachweis

Bavaria Bildagentur (Gauting): 66 (Anton Geisser), 86 (NE), 101 (TCL), 115 (Buchholz), 132 (SSI), 152 (Hans Schmied)

Foto Present (Essen): 32 (Herzog), 43 (Kluyver), 35 (Liedtke), 76, 81 (Vollmer) Wolfgang Lauter (München): 19, 56, 122, 142, 156, 188, 189

Hans Seidenabel (München): 170

Hans Steinbichler (Geretsried): 12, 92, 171

Tony Stone (München): 9 (Dan Bosler)

Ulrich Kerth (München): 139, 147

Visum Archiv (Hamburg): 143 (Jo Röttger)

Hinweis

Das vorliegende Buch ist sorgfältig erarbeitet worden. Es wurde darüber hinaus von einem unabhängigen Arzt begutachtet und inhaltlich in Ordnung befunden. Dennoch erfolgen alle Angaben ohne Gewähr. Weder Autorin noch Verlag können für eventuelle Nachteile oder Schäden, die aus den im Buch gegebenen praktischen Hinweisen resultieren, eine Haftung übernehmen.

Impressum

© 1997 Cormoran in der Südwest Verlag GmbH & Co. KG, München

Umschlaggestaltung: Heinz Kraxenberger, München
Umschlagfotos: Archiv Kraxenberger, München
Layout, Satz: Kraxenberger DTP, München

Printed in Italy
Gedruckt auf chlor- und säurearmem Papier

ISBN 3-517-07923-5